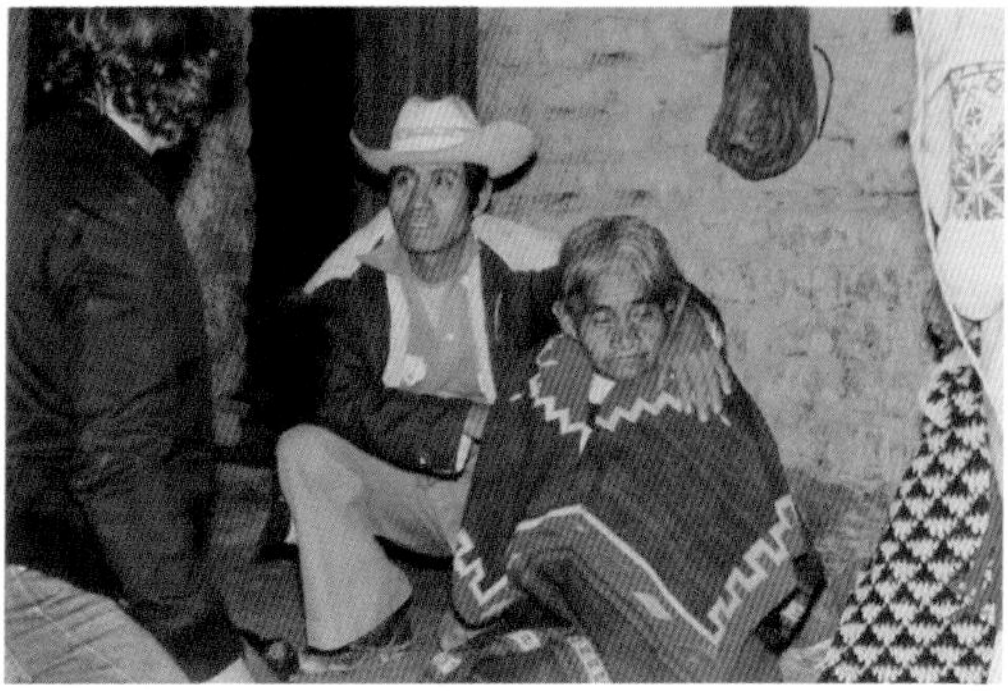

[口絵 1] 在りし日のマリア・サビナ（横で支えているのは息子のアポロニア）

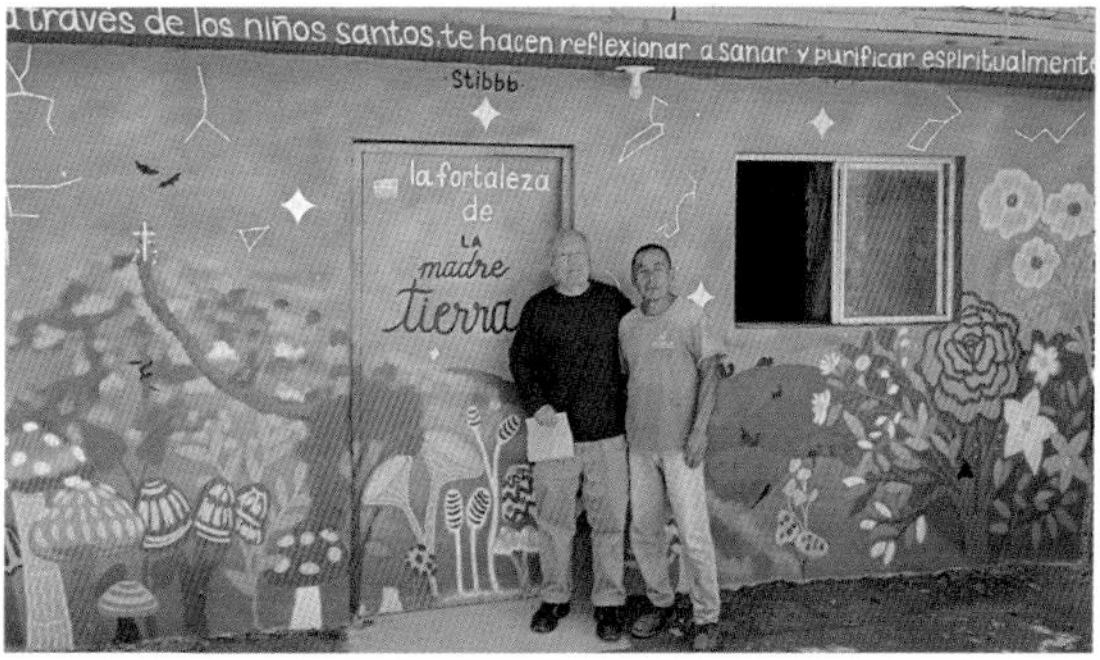

[口絵 2] マリア・サビナの曾孫と著者　ゲストハウスの前で

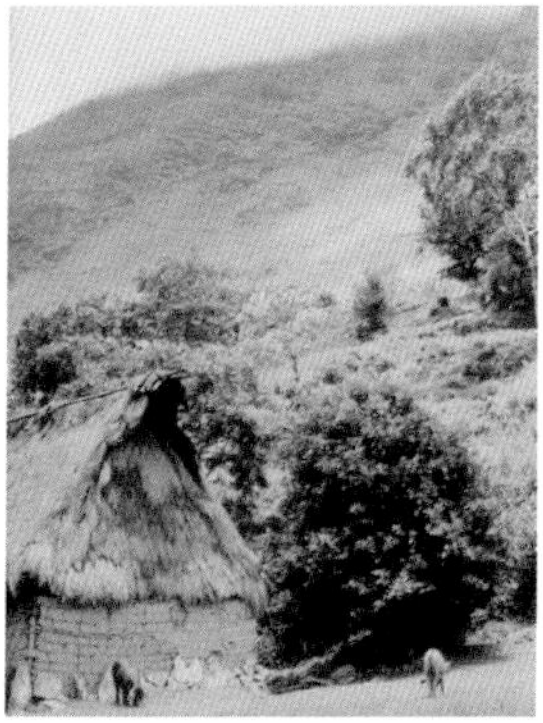

[口絵 4] アヤウトラ村の家

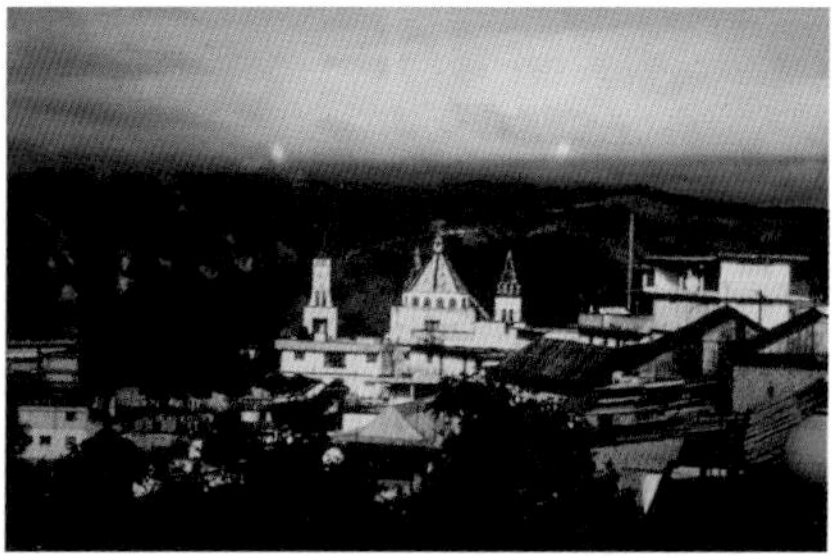

[口絵 3] ワウトラ・デ・ヒメネス村

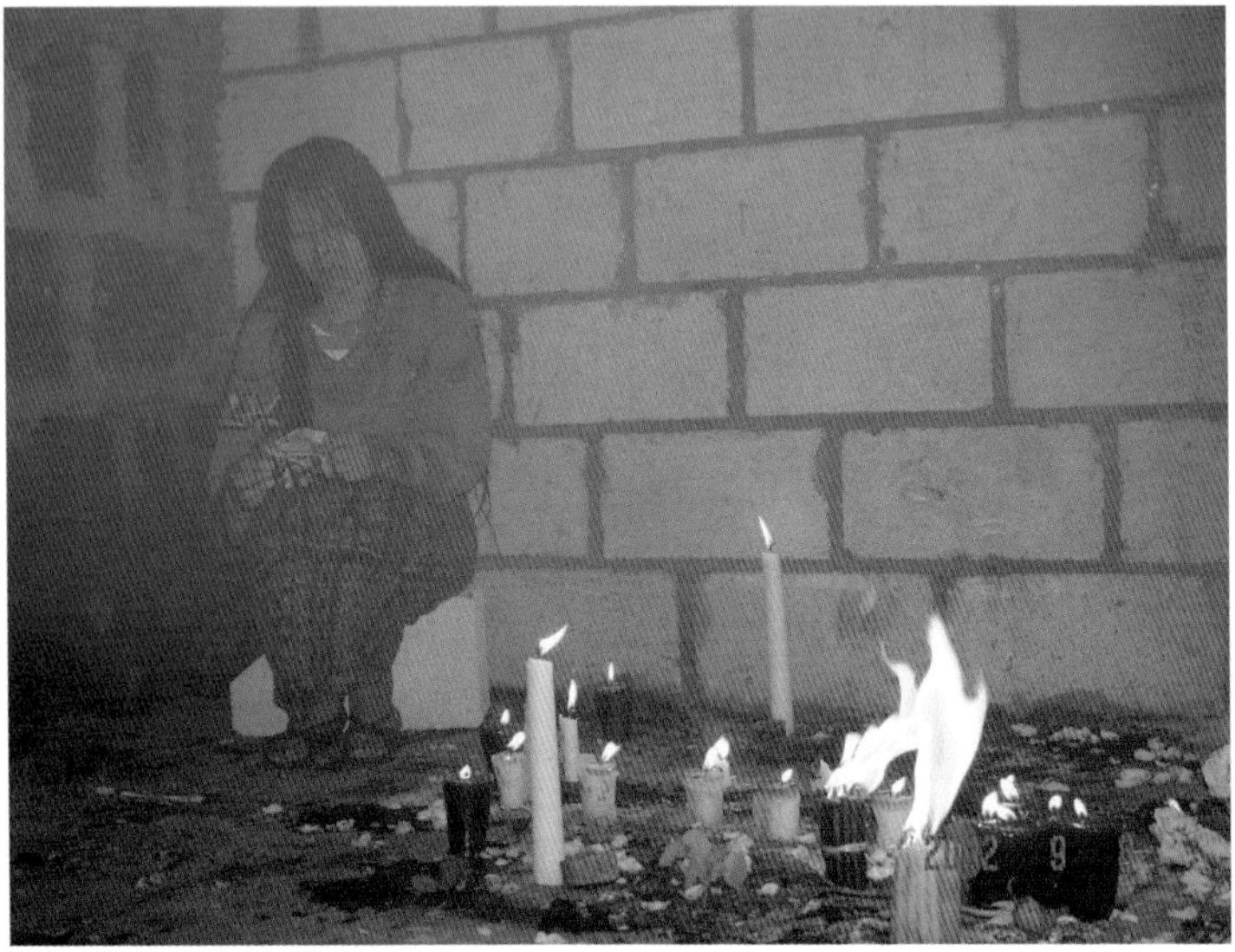

［口絵５］生き続ける伝統治療①　ロウソクを並べる

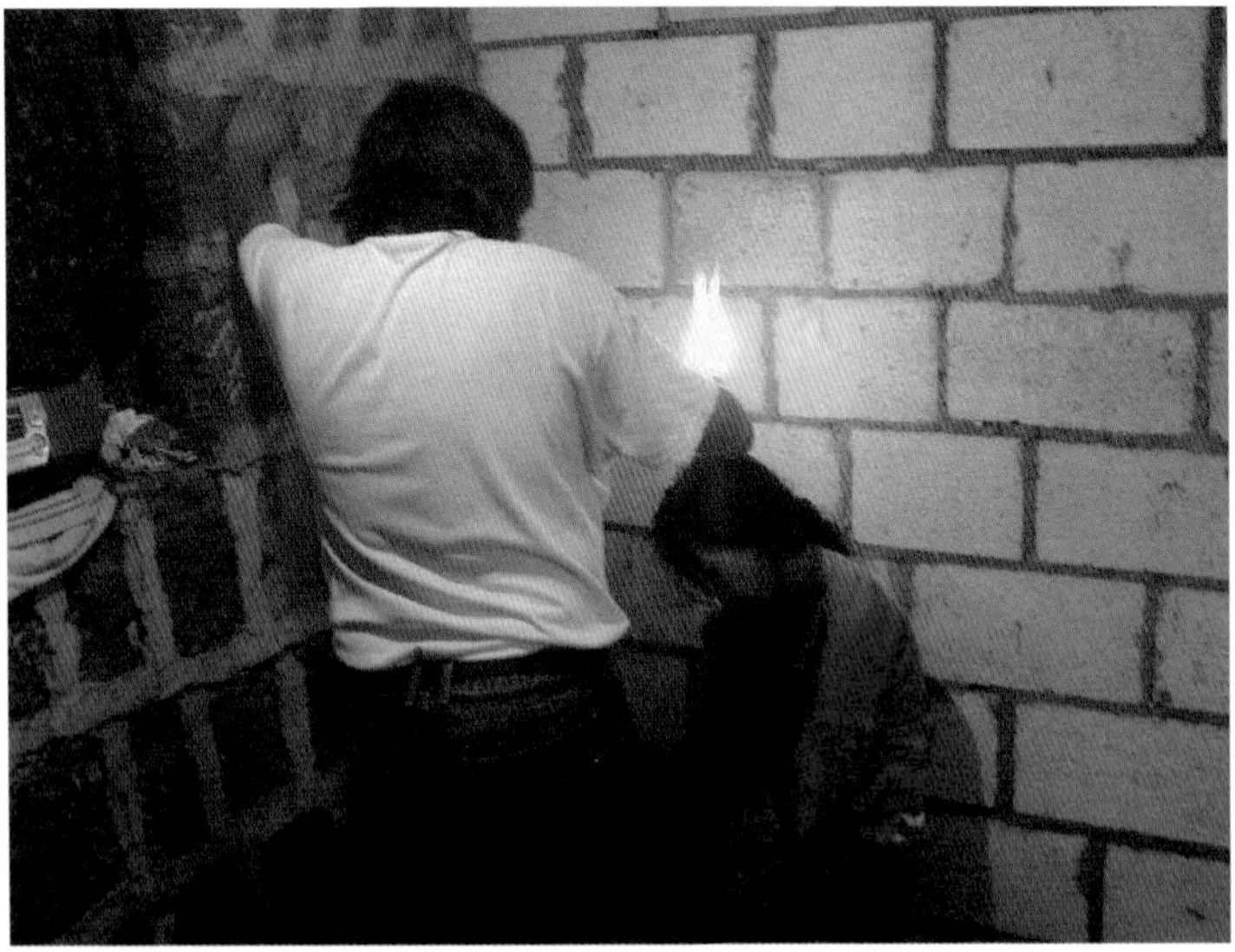

［口絵６］生き続ける伝統治療②　呪術師がロウソクをかざす

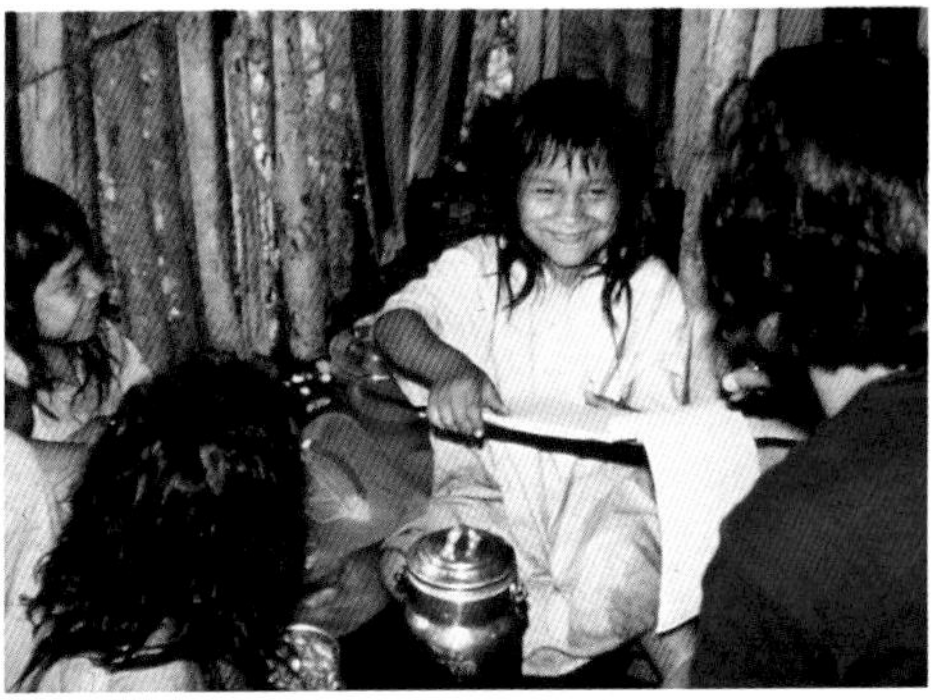

［口絵８］ナハ村の子どもたちに心理テストを実施

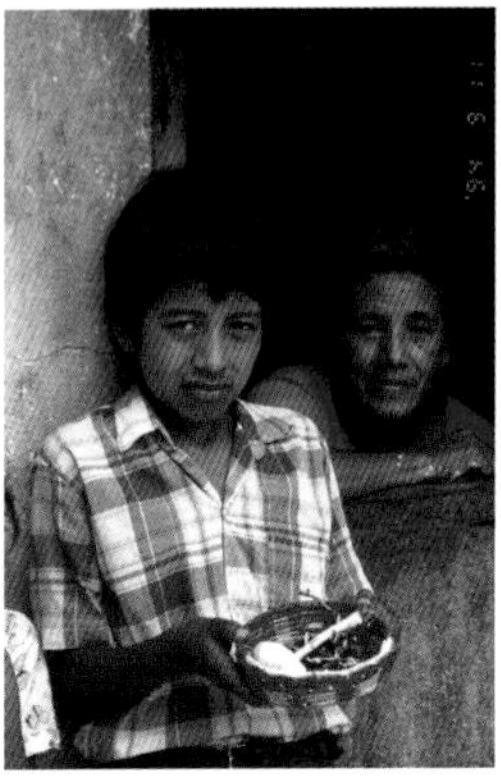

［口絵７］キノコ使いの
おばさんと子ども

［口絵９］アティトラン湖

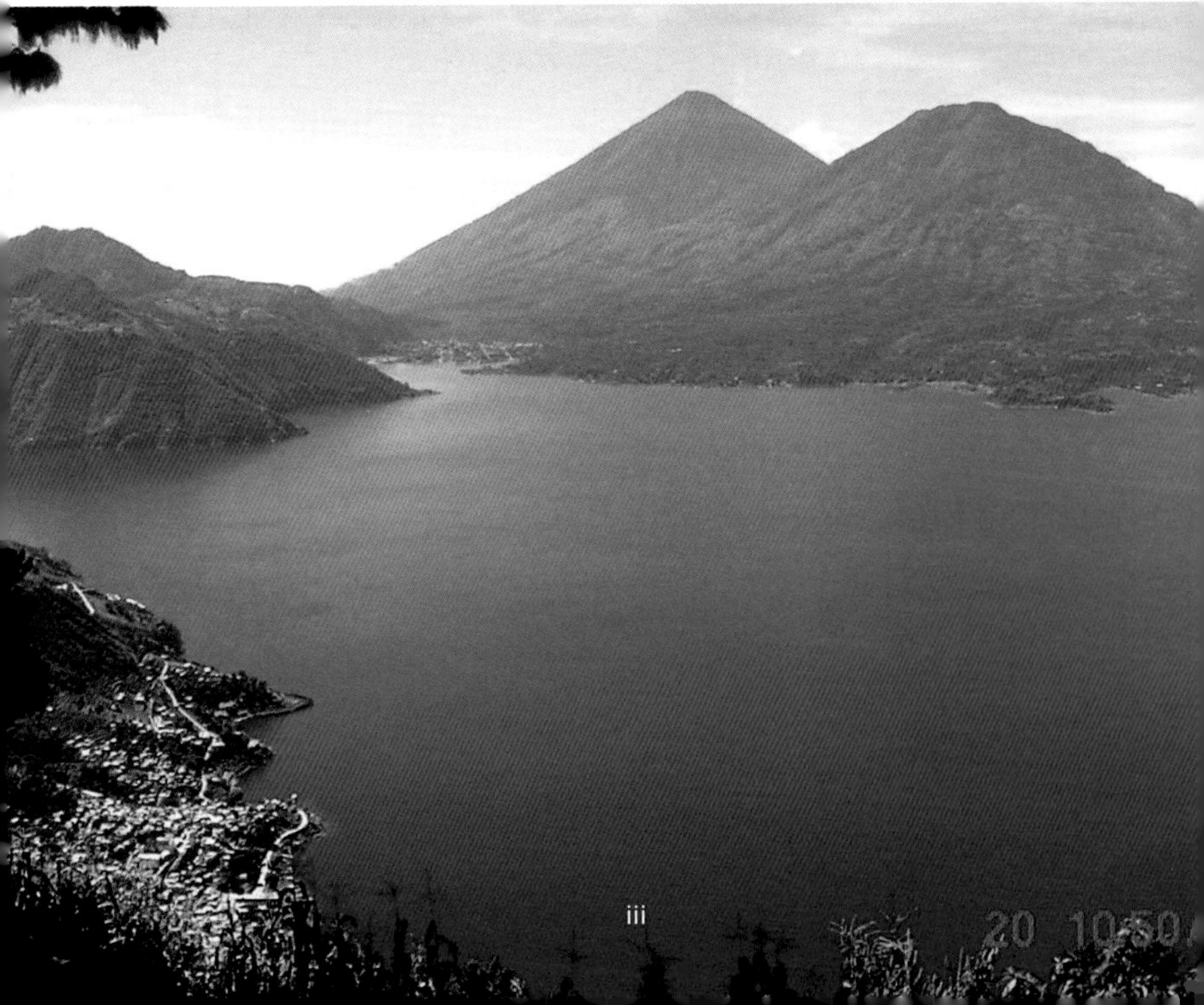

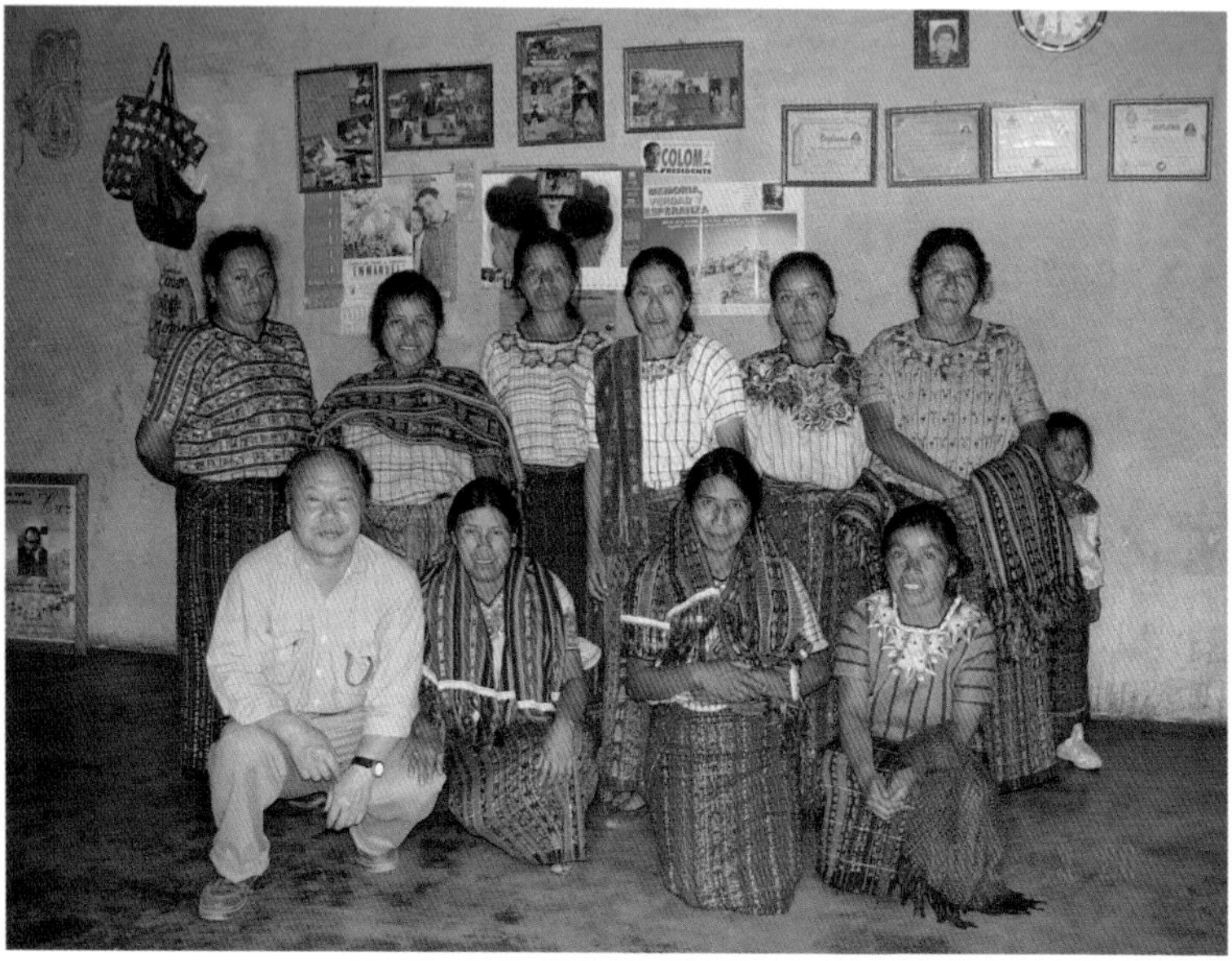

［口絵 10］イシュムカネのメンバーと

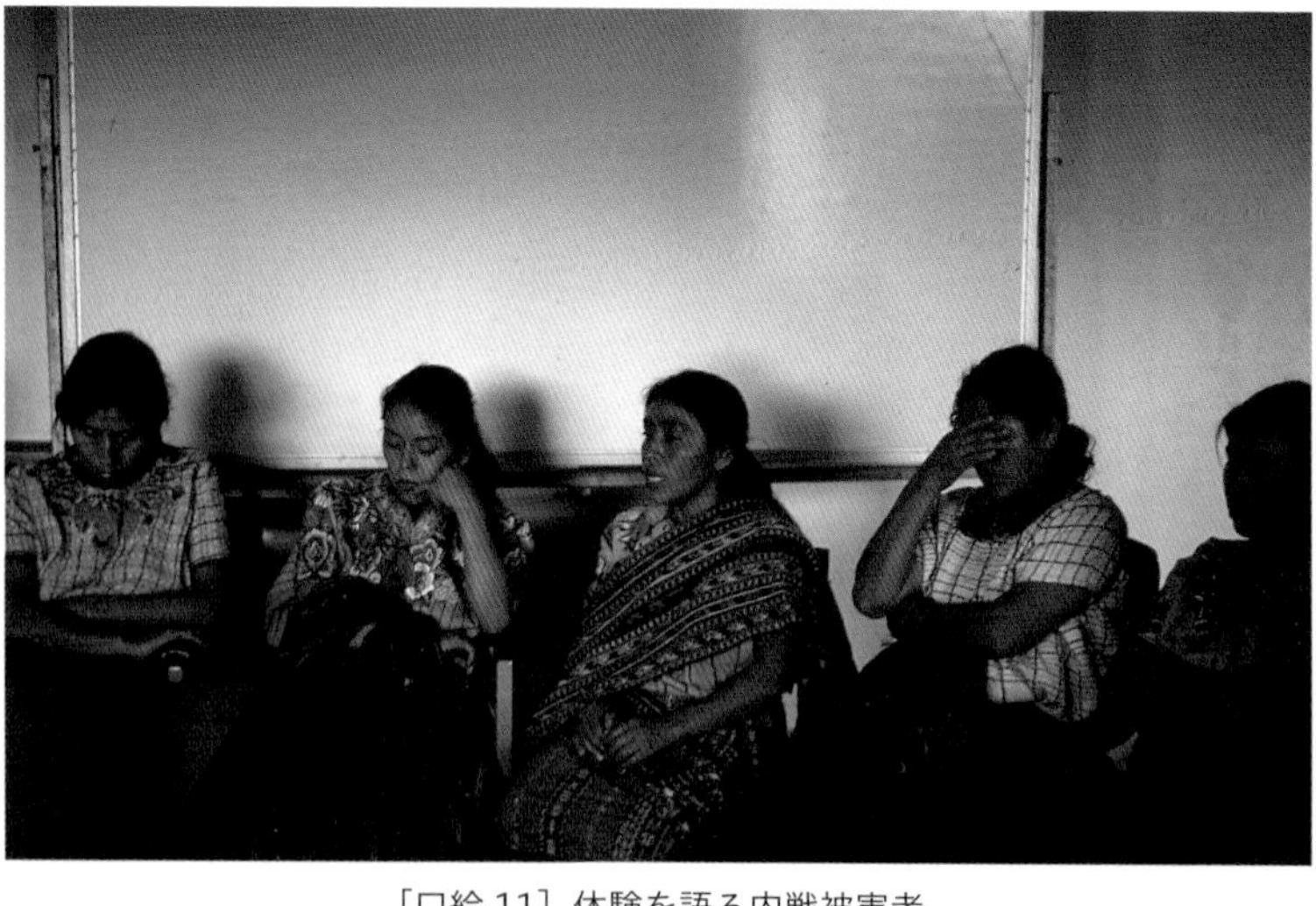

［口絵 11］体験を語る内戦被害者

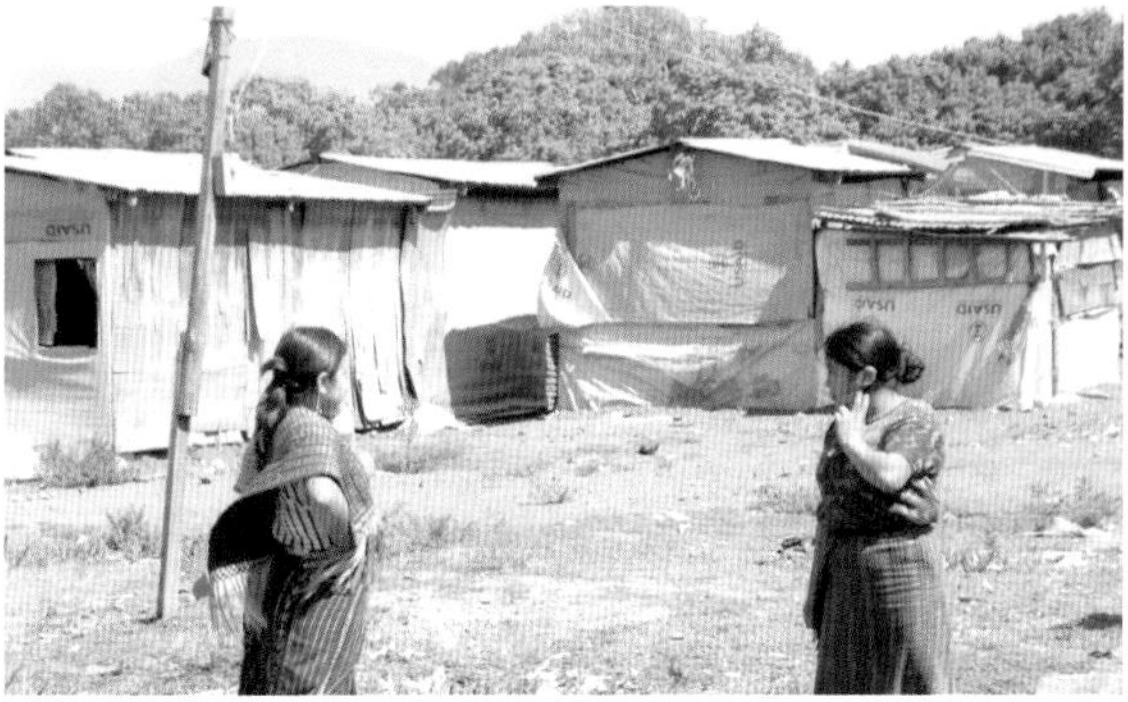

［口絵 12］ハリケーン・スタン時の仮設住宅

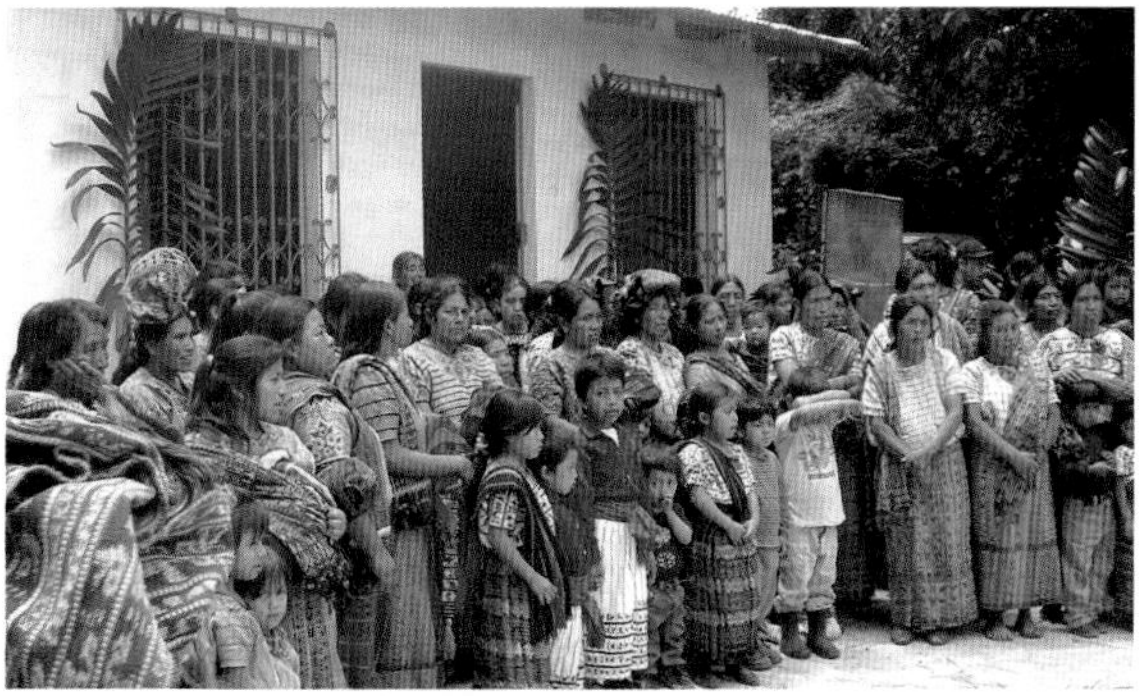

［口絵 13］内戦被害者自立支援センターに集まった人々

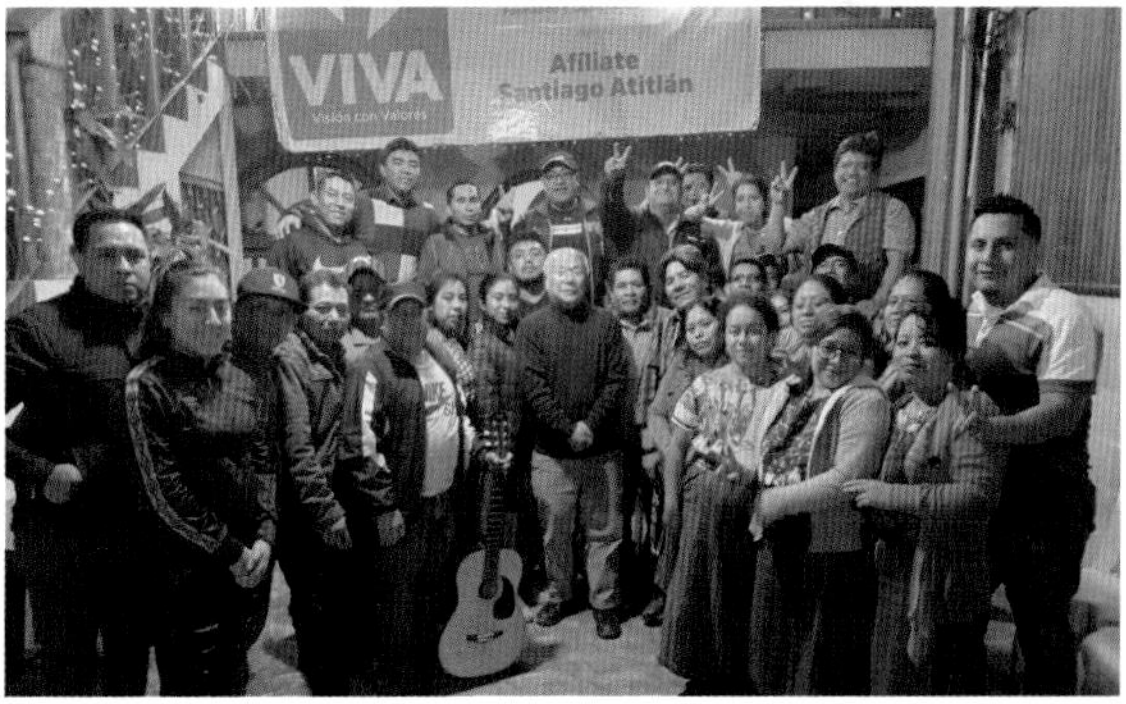

［口絵 14］サンティアゴ・アティトランにて（2023 年）

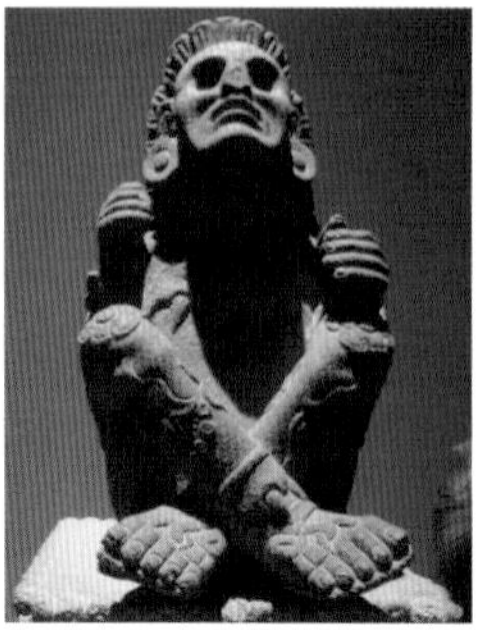

［口絵 16］ショチピリ

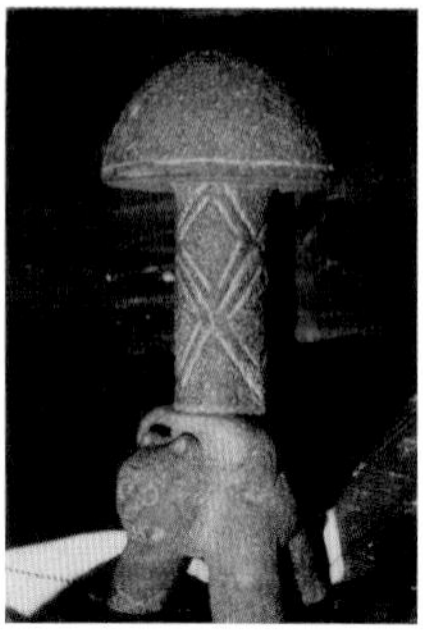

［口絵 15］キノコ石

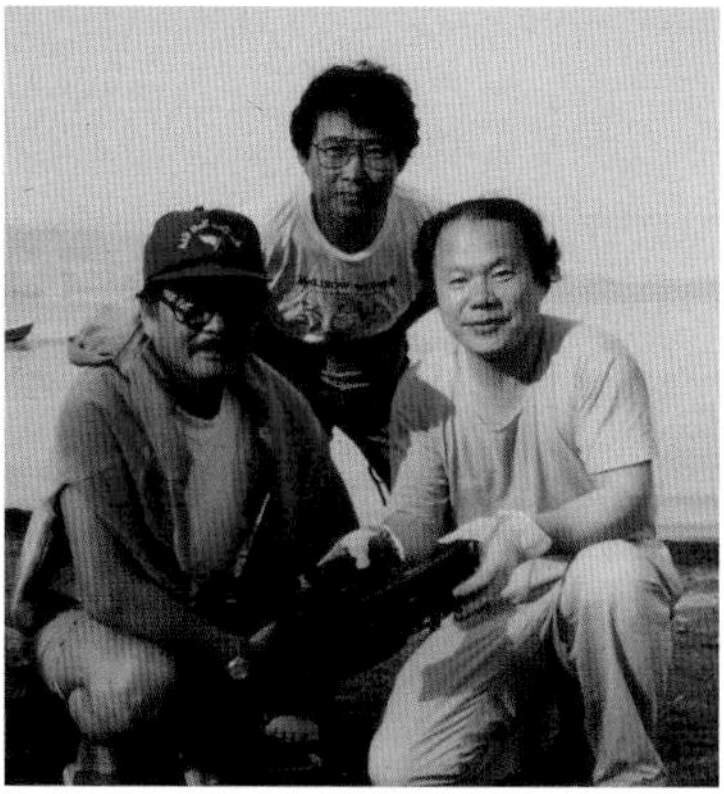

［口絵 17］アティトラン湖の水中調査

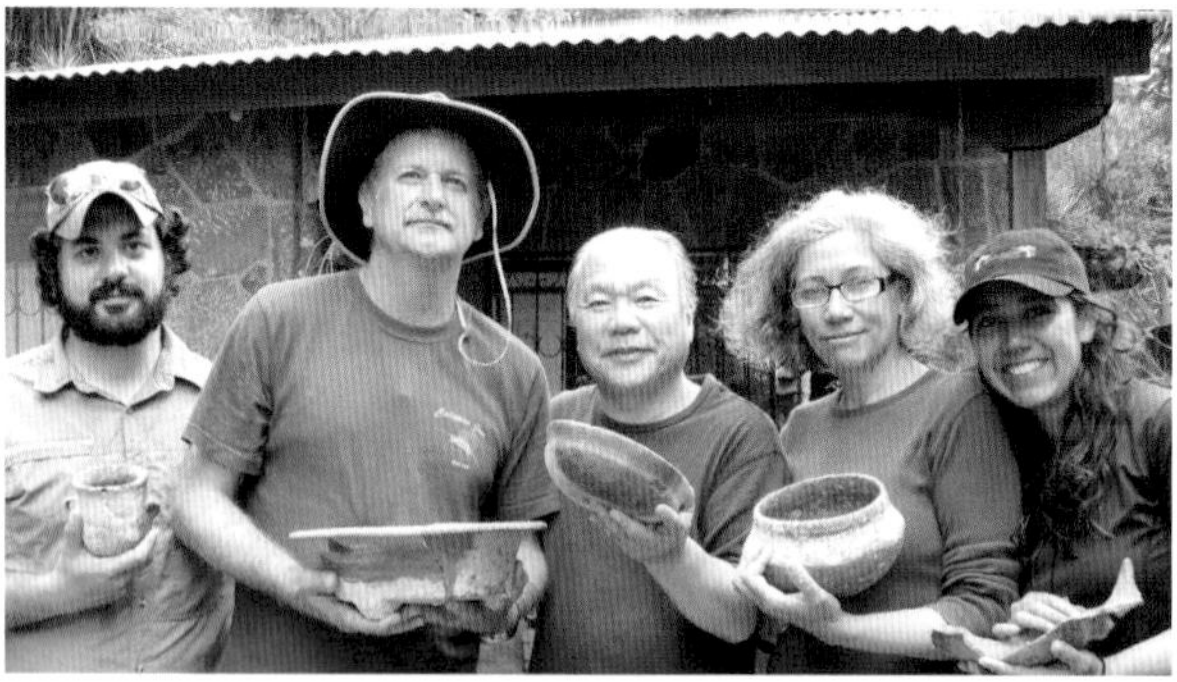

［口絵 18］アティトラン湖の水中遺跡から出土した遺物

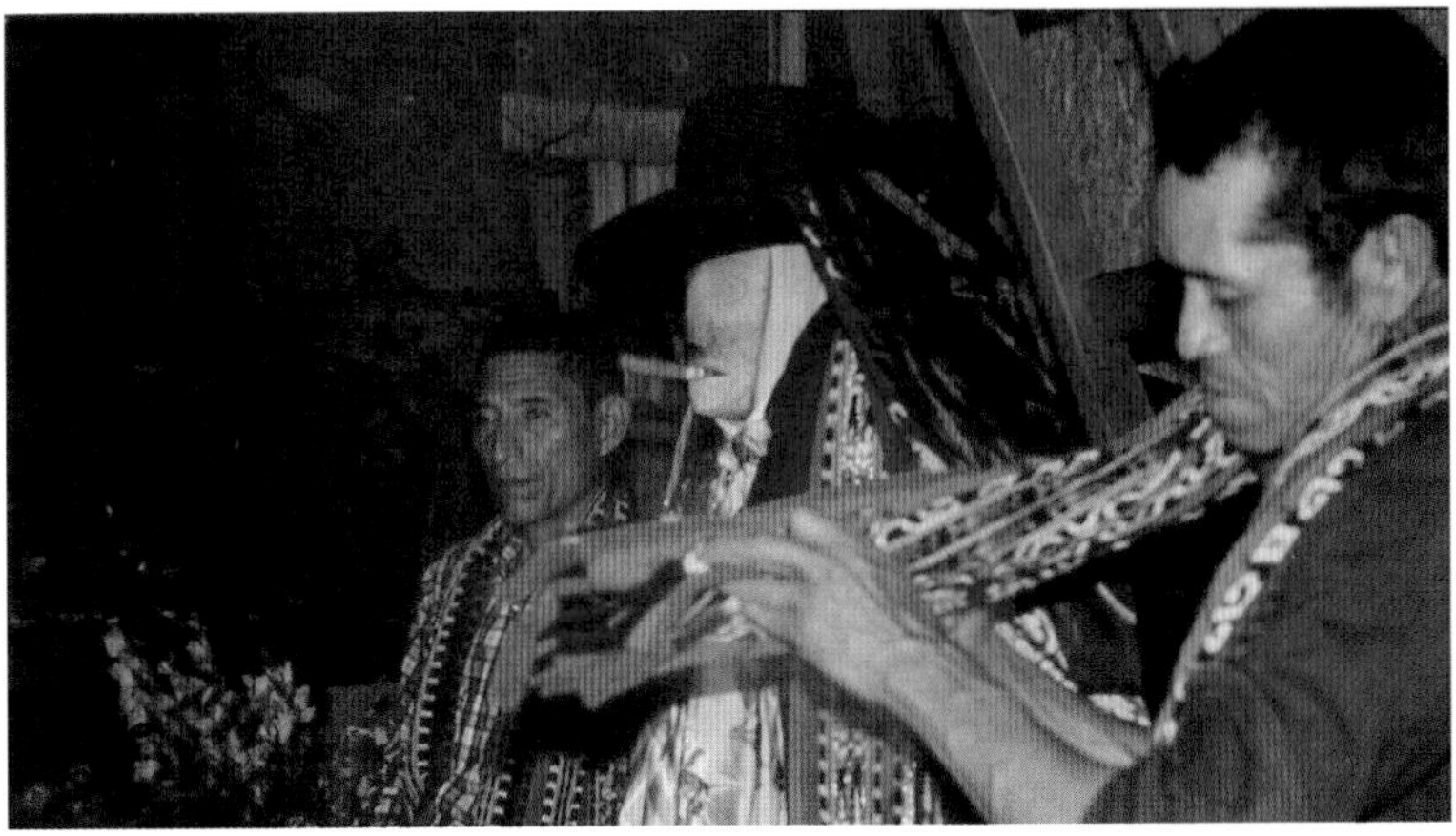

［口絵 19］マシモン神

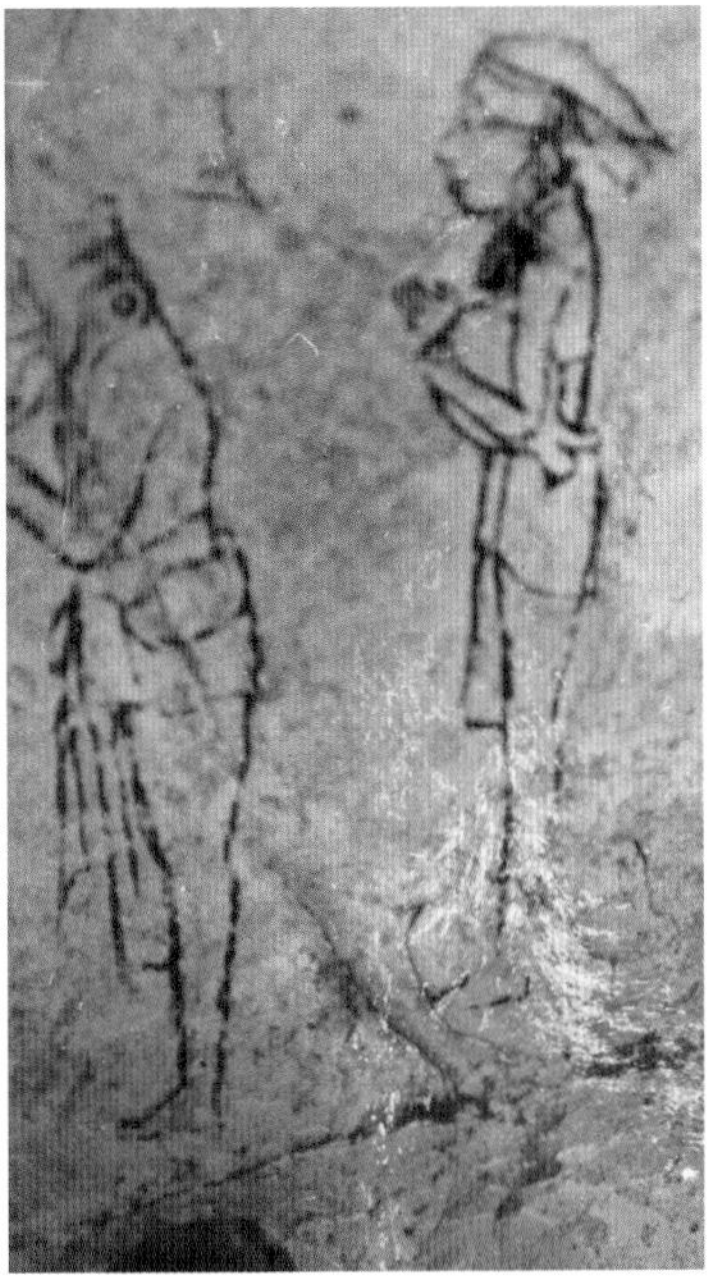

［口絵 20］ナフ・トゥニチ洞窟壁画

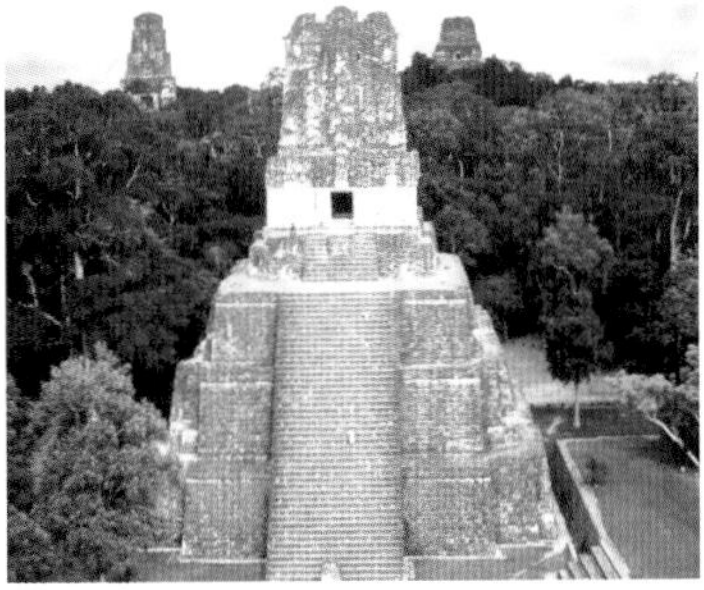

［口絵 21］ティカル神殿

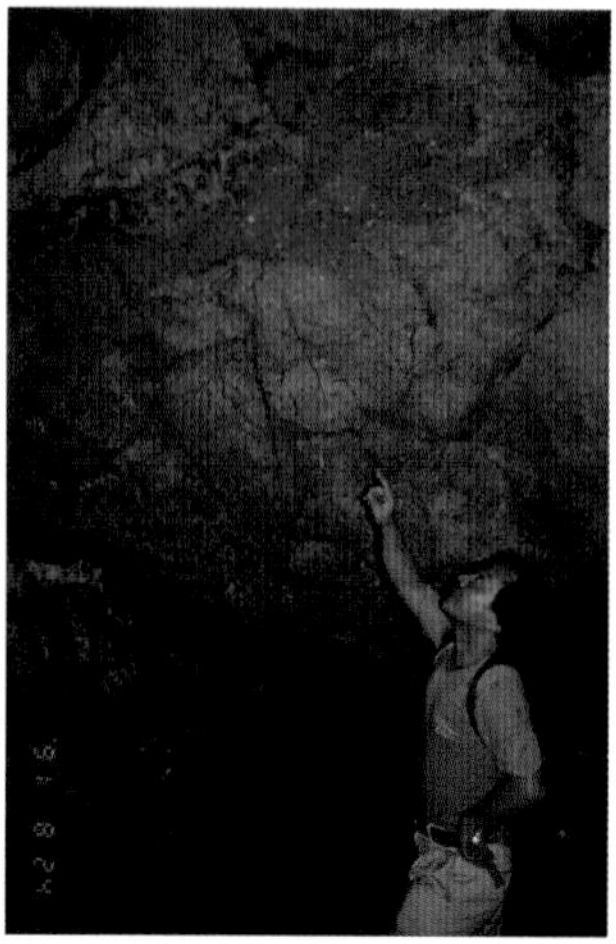

［口絵 23］フシュトラワカ洞窟に描かれた豹

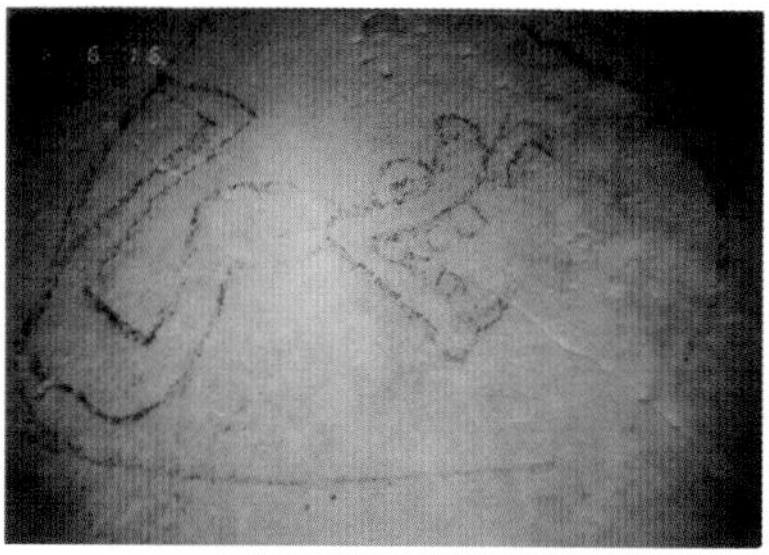

［口絵 22］著者が発見したサン・ミゲル洞窟に描かれた蛇

［口絵 24］神に祈る（右端が若きマヤのリーダー・カルロス）

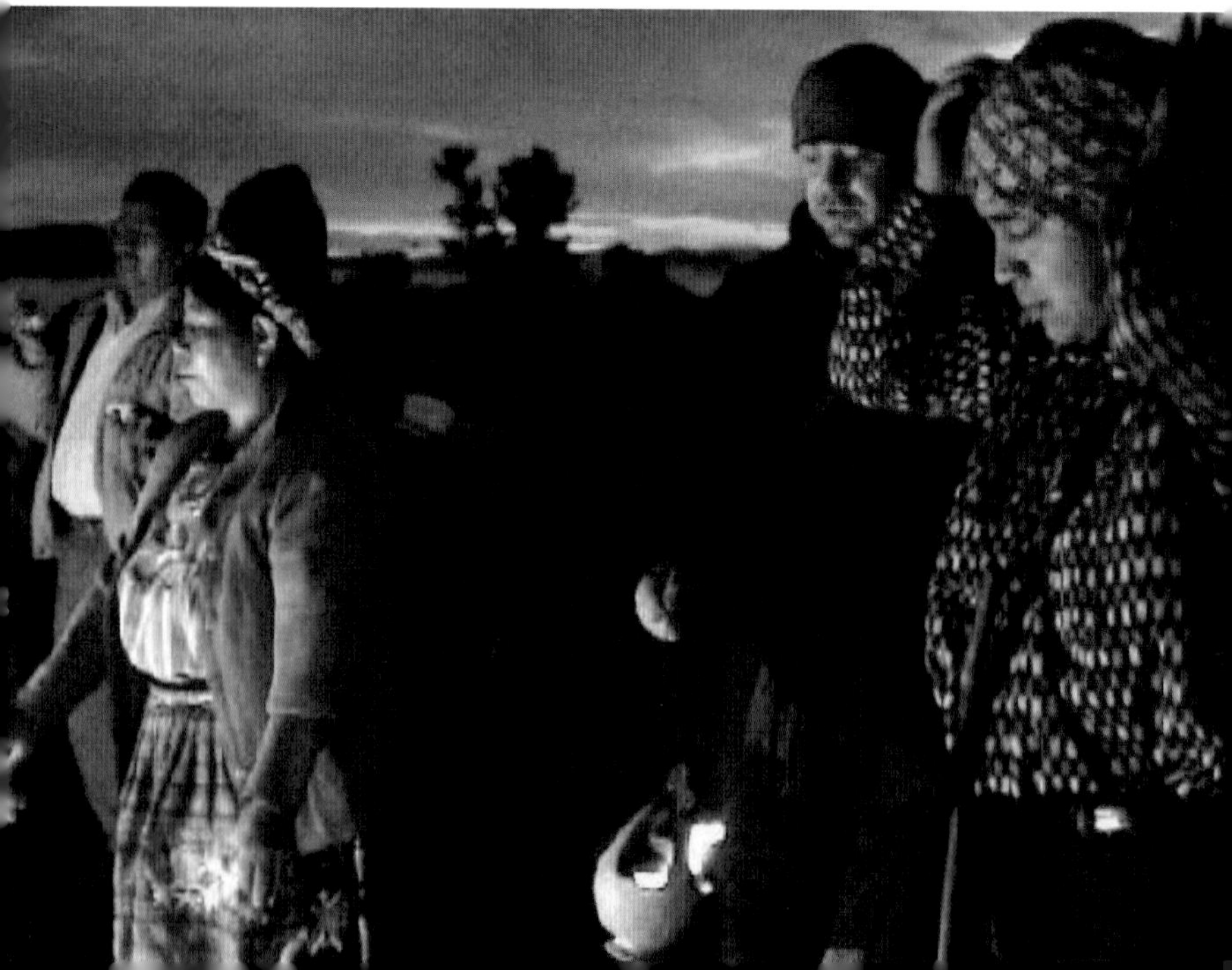

呪医とPTSDと幻覚キノコの医療人類学

マヤの伝統医療とトラウマケア

宮西照夫 著

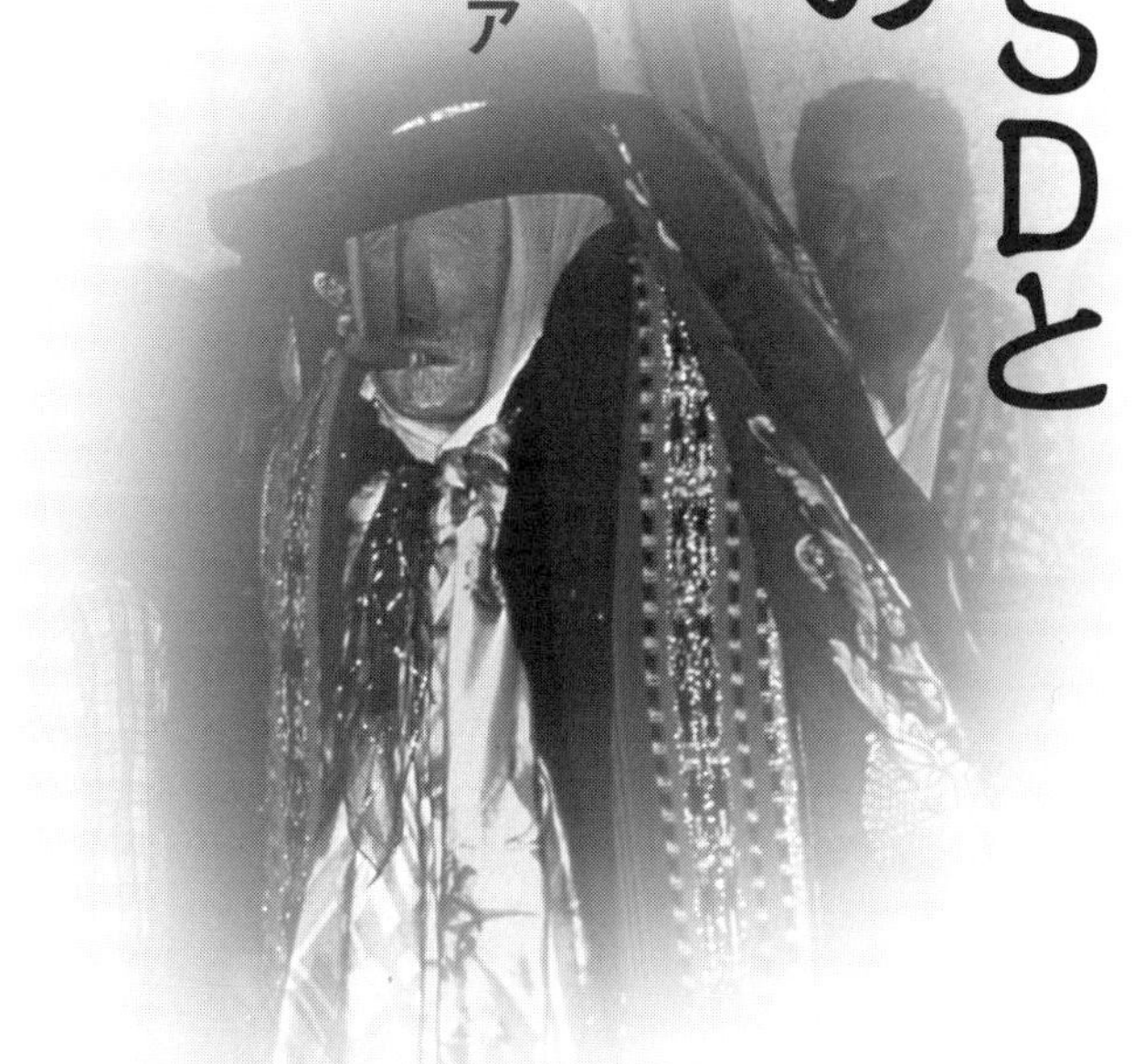

tomi shobo
遠見書房

はじめに

生きる意味って何だろう、自分に何ができるのだろうか、おくてであった私は高校3年時に、そんな想いが脳裏から離れなくなった。そして、受験勉強が手につかなくなり小説を読み耽るようになった。その時に、D・H・ローレンスがマヤ文明に魅せられ、メキシコで何冊かの小説を書いていることを知った。自己確立に悩む私はマヤの伝統文化に興味を持った。とりわけ宗教観や時の刻み方に興味を持った。高度成長期を経て低成長期に入り、西欧文化、つまり西欧科学技術社会がバラ色の未来を約束するとの思い込みに疑問を感じ始めた頃だった。

西欧文化とは異質な文化圏があり、しかも、異質な文化を創造したマヤ文明すらも、スペインの到来以前に同じ時期に衰退していったことを知った。

結局は人間が創造したものには限界がある。一つの文明、人間の一生、すべてが夢、幻にすぎない、それなら自分なりの夢、幻の世界を創造して生きよう。1971年、20代初めに私は、マヤ文明の滅亡原因を解明するのだと、思春期の幻想を抱いてマヤの地へと旅立った。

こうしてメキシコへの旅を開始したのだが、私はこの頃特に公的資金を提供されていたわけではなく、文化人類学や精神医学の研究に興味を持ったわけでもなかった。メキシコを訪問して禅宗の僧侶に出会ったが、その方のように高尚な宗教的目的を持ったのでもなかった。あえて言うなら、日本での生活から脱出したい、日本社会からの逃亡者といった気持が強かった。

そして今、私は人生の終盤を迎えようとしている。40数年間の旅の記憶を今回もう一度見直そうと思い、本書をまとめることにした。

なぜ、マヤ学と若者のひきこもり、つまり相異なる分野に興味を持ったのですか、とよく訊かれる。いつも答えに窮して、異質な2つの文化、マヤ文化と現代の若者のひきこもり文化、に興味を持ったのだと答えながら、〝なぜなんだろう〟、と再度自分に問いかけ続ける日々を過ごしてきた。歴史と精神医学になぜ興味を持ったのか。そもそも精神医学に関しても医科大学に入学してから、クルト・シュナイダーやオイゲン・ブロイラーなどの手にあまる本を教養時代に読んだりしたが、特別学問としての精神医学に興味を持ったというのではなく、精神科の講義の出席も2、3度に終わってしまった。それかといって、再受験してマヤの歴史や考古学を学ぶ情熱もなかった。アパシー・ドクターと自嘲しながら40年以上が経過した。

考えてみると、青年期に入った私は、その時に初めて〝死〟、私たちが抱える根源的不安、死への不安を意識したのでなかったかと思う。生／この世と死／あの世、伝統文化／医学と西欧文化／医学、そして、中心と辺縁、などのテーマを抱えながら旅は40年以上続いた。

これまでも、マヤの地で教わった宗教、死生観、そして、伝統医／呪医の癒しの技術について、機会があるたびに書いてきた。

大学時代には、政治意識に乏しい、信念の無い、そして、優柔不断などうしようもない男、と学生活動家に罵倒された。しかし、老齢期に達した今、ますます強くなる精神科医としての非科学的態度や、すべてに対するこの曖昧さが、ようやく文化とこころの病を学ぶのにいくらかは役立っていると思えるようになってきた。もう一度調査記録を紐解いてみると、善し悪しは別にして異なった光景がみえてきた。

そして、まとめたのが本書である。

第1章では、私の運命を変えたともいえる、メキシコの高名な女呪術師マリア・サビナとの出会いについて書いた。なぜ、彼女が世界の若者のこころを魅了したのかを考えながら、文化結合／依存症候群の代表といわれる、スストなどのこころの病の精神医学での位置と伝統的な癒しの技術をまとめた。特に、貧しく、教育を受けたことがなかった彼女が、創造の病を通じて〝選ばれた女性〟として人格変容する過程は、こころの病のポジティブな側面が世界共通であることを再認識させてくれた。

第2章では、初めてマヤ地域を訪れた時の関心事の一つであった統合失調症についてまとめた。マヤ人の集落では混乱状態や異常言動などがみられ、おかしくなったと判断されるとアヤウトラ村ではス・カーレ、そして、サンティアゴ・アティトランではチョ・ホロ・ナクと呼ばれ、マヤの伝統医が治療にあたっていた。その治療儀礼を観察して、統合失調者はおかしな人と言われ治療が開始されるのだが、最終的に呪いの犠牲者と見做され、村人に暖かく見守られるように変化してゆくことに驚かされた。マヤの伝統医は、統合失調者がそれまで抱いていた悪意ある幻覚や妄想を、邪術師の悪い力によって生じたことによるのだと新たな意味づけを見事に行っていた。その結果、家族や村人はその人は呪いの犠牲者なのだと納得して、日常生活への支援を行っていた。このように病から生じた異常体験は、伝統医の治療により社会的に承認され、「個人」、「家族」、そして「社会」における関係が修復され、さらに、混乱状態にあった病者の精神的再統合が計られ、社会的逸脱行動は少なくなり共同体の一員として社会に復帰することが可能となっていることに驚かされた。当時、精神科医としてスタートしたばかりの私が実践していたのは、入院が中心の統合失調症の治療だった。そのことへの反省を込めてマヤ伝統医の治療技術の素晴らしさを書いた。

第3章では、内戦やその後の貧困で傷ついた子どもたちの、内戦後の貧困と不信感に満ちたこころを癒すキノコの集会を記載した。そして、グアテマラの子どもたちばかりでなく、少年時代に大人の言葉で傷つき形成されてきた外傷記憶が、共感する仲間との集会でいかに癒されるか、〝アミーゴ・仲間セラピスト〟の重要性に触れた。

第4章では、50年以上続けているマヤ人との交流を描いた。世界一美しいと言われるアティトラン湖畔にツトゥヒル・マヤ語を話す人たちが住んでいる。キリスト教の普及にもかかわらず、ツトゥヒル人は20世紀まで伝統的な生活を送っていた。しかし、内戦などによって近年伝統的な文化の破壊が進み、生活は急激に変化している。急激な文化変容過程にある彼らが、どのように異文化を受け入れようとしているのかを考えながら書いた。

第5章では、内戦で夫や子どもを殺害され生じた女性のこころの傷について書いた。彼女たちの驚愕体験は、従来ストとして癒されていた。しかし、内戦によって伝統的な癒しのシステムが崩壊しこの外傷記憶が慢性化した。その結果、いかにしてPTSD、つまり障害と化すのか、PTSDの文化結合／依存的側面を考えた。

そして、第6章と第7章では、マヤ系のマサテコ人、ラカンドン人やツトゥヒル人が行っている儀式から学んだ、彼らの死生観、他界観など、彼らの生と死についての考え方を書いた。特に、1984年、ナフ・トゥニチ洞窟の、淡いピンクや水色に輝く壁面に囲まれたクリスタルホールで、そして、内戦が終わろうとしていた2004年には、新しい時代の担い手、35歳のマヤ人司祭者であり呪医であるカルロス・モラン・イカルが行う森の中の聖地で、マヤの伝統儀式に参加し神秘的な体験をした。そして、マヤ人が時の流れをいかに捉え、どのようなグアテマラの未来を描いているのかを少しは知ることができた。

マヤの呪医は、トラウマに苦しむ人の魂を取り戻すため、自らの魂を神々が存在する世界へと飛翔させ、神話的世界で戦い苦しむ人の魂を救っていた。トラウマを癒していた。40年以上、彼らに教わっても、もちろん私にそんなこころの病の癒しの力を獲得することはできなかった。

今、現実世界に片脚を残して描く世界に限界を感じつつ、右往左往しながら現実と幻想世界を行き来することを体験した自分の精神世界を、そして、リアリズムとフィクションが融合する世界を描くことにチャレンジしたのが本書である。

目次

呪医とPTSDと幻覚キノコの医療人類学

――マヤの伝統医療とトラウマケア

第1章　マリア・サビナと旅に出る

1．月明かりの下でマリア・サビナを語る——夏の夜の夢

2015年8月6日、自宅に開設したひきこもり研究所ヴィダ・リブレin美浜（現在NPOヴィダ・リブレ）にあるプチ家出の家で、「恋人のいない男たちの鍋会」を楽しんだ後、私たちはカナダ移民を多く輩出した元祖アメリカ村にある日ノ岬キャンプ場（和歌山県）に向かった。このアメリカ村に3、4年メキシコで生活をして帰国し、古民家を手に入れ自給自足の生活をしている若者がいた。その彼が「道草屋」という喫茶店を開いたとの記事が地方新聞に載った。民芸品を作り、音楽好き。しかも、メキシコでは、私が密林に入る拠点としていたチアパス州サンクリストーバルに住んでいたとのことで、さっそく妻と店を訪ねた。それ以来彼らの生活に興味をもった。そんな彼らが開催していた「うらはっぱ祭り」に参加するためだ。「道草屋」の仲間たちが年一回はっぱ祭りを開催していて、私たちヴィダ・リブレの仲間はそのはっぱ祭りと連動して青空討論会を実施していた。その日は、「ひきこもって新たな、自由な生き方を探る」をテーマに話し合った。この午後4時からの討論会の後、日が暮れてから、台風の影響下の海から吹き寄せる強風に背を押されながら、ロウソクの灯りの下で、私は「私

とマリア・サビナの出会い」と題した講演を行った。講演と言っても、野生的な「道草屋」の仲間たちは、草むらに座りテキーラを飲んでいた。あるものはすでに酔いが回って横になり、赤くなった顔だけを私に向けていた。一方、屋台で買ったメキシコ料理を食べながら話に耳を傾けているものもいる。私のグアテマラにおける活動での盟友の新聞記者もその中にいた。

私がメキシコのオアハカ州ワウトラ・デ・ヒメネス村に住む伝説的なシャーマン、マリア・サビナと初めて出会ったのは1982年のことだった。

神の子よ、これからお前の血を飲む
神の子よ、これからお前の心臓を食べる
なぜなら、私のこころは純粋で、清らかだから
故に、真実を知る旅に同行する
真実を教えよ
われらが神クリストよ
聖なる子、ニーニョ・サントよ
われらが神クリストよ
サン・ペドロよ
サン・パブロよ

（マリア・サビナの言葉や歌詞は、録音した音声を日本語化したものである）

サビナはゆっくりと前歯で聖なるキノコを丁寧に噛み砕きながら食べ始めた。

そして、私たちにもそうすることを命じた。聖なるキノコはひとかけらも残してはいけない。食べ残すと、「私の体は、手や足はどこに行ったのか」「私の体を探せ、そして、食べよ」と聖なる子が命じる。そうしないと聖なる子は真実を知る旅に導いてくれないと、語った。

サビナの素晴らしい歌声が、ロウソクの灯りで微かに確認できる香煙と共に揺れ、闇を振動させる。サビナの顔がロウソクの灯りで暗闇にくっきりと浮かび上がった。

私は明けの明星の女だ、と聖なる子は言う
私は月の女だ、と聖なる子は言う
私はわらじ座の女だ、と聖なる子は言う
私はこころの内を知る女だ、と聖なる子は言う
なぜなら、純粋な女だから
なぜなら、善なる女だから

なぜなら、天に昇ることができる女だから
なぜなら、水底まで泳ぎつける女だから
なぜなら、聖なる泳ぎ手だから
なぜなら、魚に変身し泳ぐことができる女だから

私はそよ風の女だ、と聖なる子は言う
私は夜露の女だ、と聖なる子は言う
私は嵐を呼ぶ女だ、と聖なる子は言う

私は清らかな女だ、と聖なる子は言う
私は魂の女だ、と聖なる子は言う
私は時を刻む女だ、と聖なる子は言う

サビナの言葉は次第に単調なリズムで繰り返されるようになった。やがて、彼女は香炉の傍で放心状態となった。サビナの魂はそよ風、川の流れと一体化して天上界や地下界へと旅に出たのだ。

その時、私は、黒い雲間から顔を覗かせた月明かりに導かれ、海から吹き寄せる強い南風に伴われ天上に向かって漂い始めるのを感じた。

マリア・サビナと旅に出る――超感覚へのいざない

1982年8月、メキシコ・チアパス州のマヤ先住民の集落ラカンハ村での調査を終えた私は、一度メキシコシティに戻った。一息ついていると、友人アレハンドロからマリア・サビナの取材に同行しないかとの誘いがかかった。当時、メキシコ教育放送が、「メキシコの伝統文化を知ろう」と題した番組を毎週放送していた。その時、高齢のサビナが病気がちになったという知らせが伝えられ、彼女の最後の記録を残そうと、2回分の取材に入ろうとしていた。

サビナが住むマサテコ族の中心地ワウトラ・デ・ヒメネス村(以下ワウトラ村と記す)は、オアハカ州の山岳地帯にあった。[口絵3] 取材時のメンバーは、メキシコ教育放送からはディレクター、録音係、当時有名になりつつあった若手音楽家、今回の取材を提案した農民の生活改善に取り組む私の友人のアレハンドロ弁護士の4名、そして、飛び入りで写真家1名、そこに私と、私のためにとメキシコ禅協会がつけてくれた大豆研究家のアルフォンソが加わった。

約束の時間に5時間以上遅れて、メキシコ禅協会の玄関に大型ジープが着いた。車内を覗くと、後部座席はすっかり機材で占められていた。どこに座ったものかと戸惑っていると、メンバーの中で一番大男の写真家が機材の上に横になった。

車は出発するとすぐにハイウェイに入った。車がスムーズに走り始めると、アルフォンソが私をメンバーに紹介し始めた。メキシコ人は議論好きだ。しかも、ここにいるのは初めて顔を合わす人ばかりだ。このままでは、私はなぜ自費でメキシコの先住民の集落で調査をしているのか説明しなければならなくなる。たしか、ワウトラ村まで10時間以上の長旅だった。それを考えると急に全身が固くなった。何とかしなければと、私からアレハンドロに質問を向けることにした。

「サビナは、何歳ですか?」

「正確にはわからない、彼女も知らない。住民票などない。80歳を越えていることは確かだ」

「彼女は、なぜ、有名になったの?」

「ジョン・レノンが、彼女のことを紹介してからだ。アメリカやフランスから多くの若者が、サビナに会うために押し掛けるようになった」

「今は?」

「軍隊が彼らを追い払った。今は、静かだから心配ない」

「彼女は素晴らしい歌をうたう……」

アレハンドロが、サビナが世界的に有名になった過程を説明し始めた。私はどうにか、質問の矛先を変えることに成功した。先ほどから、ディレクターだけがサビナの紹介本にじっと視線を落としたままだ。取材の計画をこれから立てようとしているようだった。

出発が遅くなったために、マサテコ山岳地帯の入り口にあたるテワカン市で一泊した後、ワウトラ村へと急いだ。古代からガジュマルの木で境界が区切られた広大な農地が続く。

舗装路を1時間近く走ったところで、カーブが多くなった。その道の両側にボンプラン柳や柱サボテンが目立つようになった。やがて、前方の森の中に突き出た白い教会の塔が目に入ってきた。テオティトラン・デル・カミーノだ。ぽつりぽつりと道路脇に日干し煉瓦アドベ造りの家屋が現れた。

「オテル・デ・サビナ」「レストランテ・デ・サビナ」

村の入り口に近付くにつれ、サビナの名がついたホテルやレストランのけばけばしい看板が目に入ってきた。平地に築かれたように見えていたテオティトランの街は、急な山の斜面に沿って広がっていた。中心部を横切り3、4ブロック上ると家並みが途切れた。小さな街だ。ワウトラ村まで60キロメートルの道標があった。そこで、運転手は放送局の人からアレハンドロに変わった。この先の道を知るのはアレハンドロだけだった。

山道はやがて上り勾配にと変わり、螺旋状に山頂へと続いていた。山は赤茶けた地肌を露わにし、わずかに灌木とサボテンが生えている。しばらくすると砂利道は赤土のデコボコ道に変わった。山からの湧き水で抉られたくぼみにタイヤを取られ、車が激しく上下に振動する。そのたびに天井に頭を強く打ちつけられる。私たちは両手で頭を抱えた。

しばらくして左手下方に目をやると、褐色の画用紙のところどころに、緑色の折り紙を長方形や正方形に切って貼り付けたような風景が広がっていた。黄緑色はトウモロコシ畑、そして、濃い緑はサトウキビ畑だ。すべての緑色の部分を合わせても10％に満たない。今、通過してきたテオティトランの全容が、かろうじて、まだ街であることを肉眼で確認できた。そこからは車一台がやっと通れる山道が続くようになった。右側には山肌が、左側には急な崖が迫っている。車が通過した後、ゴロゴロと音を立てて路肩の岩が崩れ落ちる。その内に、歩いたほうが早いと思える程度にしか車は進まなくなった。体が上下左右に激しく揺れ、自然と前の座席をつかむ手に力が入った。さらに1時間ほど登ると、風景は一変して針葉樹林の森になった。そして、4時間後に山頂に出た。そこに家屋が3軒あった。

その内の1軒は雑貨店で、正面の棚に煙草とコーラ、そして、石鹸などの日用品が売られていた。休憩のために車から降り、登ってきた山道を見下ろすと、一瞬はるか下方に平野や森がみえたが、すぐに白い霧で包み隠された。冷気が身を震わせた。

ボォー……。突然、音楽家が抱え持ってきていた法螺貝を吹いた。

その音に驚いて、雑貨店でビールや地酒を飲んでいたらしき村の男が5、6人飛び出してきた。

「彼は日本から来た医者だ。アヤウトラ村に調査に入る途中だ」アレハンドロが私を紹介した。

同行していた教育放送のメンバーは、途中からサビナの名前を口にしなくなった。サビナが有名になり、欧米の若い観光客が村でトラブルを起こすことが増え、村人は外国人を敬遠するようになっていたからだ。

山頂から泥道にタイヤを取られながらさらに3時間ほど進むと小さな村に出た。その先に新たな小山がみえてきた。

「あの山の頂近くにワウトラ村がある」アレハンドロが目的地の近いことを告げた。

泥んこ道を半時間ほど進むと、白く輝く教会と村が目に入ってきた。大半の家屋の屋根がトタンで葺かれているために、陽光を反射して村全体を白く輝かせていた。予想した以上に大きな村で一安心した。

村の入り口から中央広場までが大変だった。急な坂道が続く。車が何度もスリップして後退する。そのたびにタイヤは泥を四方にまき散らし、窓にもべっとりと泥がへばりついた。

「何をしている。大丈夫だ、早く来い」とでも叫んでいるのだろう。村の若者がからかい半分に手招きしている。

坂をよたよた登りきると、教会前の広場に出た。そこには立派なメルカード（市場）の建物があり、安価なプラスチック容器や街の衣服などを売る露店がぎっしりと並んでいる。周辺の集落から出て来たのだろう、色鮮やかな鳥や花を刺繍した民族衣装（ウイピィル）をまとった女性が目立った。

ワウトラ村は、メキシコでの私の調査地の一つだったアヤウトラ村の手前にある。ここまでは鼻が突き出た旧式のバスが入り、電気が引かれ、メルカードは周辺の小さな村々から集まったマサテコ族で毎日賑わっていた。また、一時、ヒッピーの聖地になった。

アレハンドロは、メルカードでパン、チーズ、そしてトウモロコシの肉団子（タマーレ）などの食料品を買った。サビナへの土産と私たちの食事用だ。

買い物を終え、村の右手にある道をさらに10分ほど上ると、村の全貌を見晴らせるところに出た。そこまで来ると、家屋はサトウキビ畑に隠れるようにポツリ、ポツリと姿をみせるにすぎなくなる。そこからワウトラ村を支えている山を右回りに進むと峠に出た。

そこに一軒、トタン葺きの簡素な家屋があった。

入り口で車を止めると子どもたちが駆け寄ってきた。その後から一人の青年が歩いてきた。酔っ払っていて足元が危うい。

「この前、連絡した教育放送の者だが、サビナに会いたい」

アレハンドロが説明するが、青年は酩酊していて状況を理解できない。仕方なく、私たちは奥まったところにあるアドベ造りの家屋に足を進めた。

声をかけて中に入ると、簡素な机が部屋の正面と右隅に、そして、大人の膝までの高さの簡易造りのベッドが蚊帳でおおわれていた。よくみると蚊帳を少し膝に寄せ、一人の老女がベッドの端にチョコンと座っていた。色黒で身長は１４０センチメートルほど、頬は痩せこけ、黒ずんだ二つのくぼみから大きな目をギョロッと輝かせていた。身にまとった白地に鳥や花を刺繍したウイピィルは洗いこまれ、さらに火で炙られてついた煤で、すっかり元の色を失っていた。その上に、本来は、けばけばしい赤色だったと思われる、変色して赤茶けた厚手のオーバーを羽織っていた。

「マリア・サビナだ」

アレハンドロが耳元で囁いたが、私にはこの老女が高名なサビナであるとはとても信じられなかった。

その夜、私たちはマリア・サビナと香煙を囲んでいた。

午後9時15分、息子アポロニアに体を支えられてサビナが姿を見せた。〔口絵1〕先刻まで吹き荒れていた風が急に止んだ。土間に敷かれたゴザの上で、サビナの前に置かれたロウソクの灯がゆるやかに揺れる。物音一つしない静かな夜。香炉に火がつけられた。サビナを起点に、私たちは円陣を組んで座った。アポロニアが、私とメキシコ教育放送のスタッフの前に新聞紙の包みを持ってきた。

「包みをあけなさい」

サビナは私たちに命じた。包みの中をみると傘の直径が1、2センチの小さなキノコが4個、そして、直径5、6センチもある大きなキノコが2個あった。代表的な幻覚キノコである通称パハリート（小鳥）と、サン・イシドロだ。

「両手でキノコを持って、こちらに来なさい」

サビナは、自分から時計回りに参加者を一人ずつ目の前に呼び寄せた。

「香炉の上に神の子ニシュティ・サントを」

戸惑っていたディレクターに、アポロニアが、

「香煙にかざしたキノコを、円を描くように動かすのだ」

と命じた。

我らが神ウスタンディよ、我らが神ソソソシよ
我らが神ウスタンディの女よ、我らが神ソソソシの女よ

サビナの祈りが始まった。いよいよ夜会の開始だ。香煙が上方へと立ち昇り、天上や壁を這うように室内を、私たち参加者を包み込んでゆく。続いて、サビナの語り掛けるような歌声が、土間を這うように流れ始めた。

私の番が来た。

「名前は」

「テルオ・ミヤニシ」

サビナが聞きなれぬ名前に戸惑っていると、アポロニアが繰り返すよう命じた。

「お前は、何処から来たのか」

「ハポン（日本）から」

サビナが再び戸惑っていたが、アポロニアが日本のことを説明しようとするとそれを制し、

「これから私が、お前たちが無事神のもとに旅することができるように祈る」

と告げた。

我らが神ウスタンディよ、我らが神ソソソシよ
我らが神ウスタンディの女よ、我らが神ソソソシの女よ

サビナの祈りはゆるやかに、そして次第に声は低くなり、再度、サビナのもとに時計回りに一人ずつ呼び寄せられた。私は皆に倣ってサビナの前で跪き両腕をまくり差し出した。サビナは左手で私の右腕を掴むと、肘の内側に薬草を刷り込んだ。冷たい液体が皮膚から血管にしみいるように感じ、しばらくすると微かに痺れを感じた。

そして、もう一度、全員がサビナの前に呼ばれた。

「(ミ) ヤニシ、口を大きく開けなさい」

サビナは私の舌に磨り潰した別の薬草をひと固まりのせた。苦さが舌を刺す。私が顔をしかめると、

「早く飲み込みなさい」

サビナが命じた。

我らが神ウスタンディよ、我らが神ソソソシよ
我らが神ウスタンディの女よ、我らが神ソソソシの女よ
我らを祝福することを
我らに道を教えることを

神の子よ、私はお前の血を飲みます
神の子よ、私はお前の心臓を食べます
なぜなら、私は純粋で清らかな女だから
お前たちと同じように、だから私に真実を与えてください
真実を求める旅に、どうかご同行してください

我らが神ウスタンディよ、我らが神ソソソシよ
我らが神ウスタンディの女よ、我らが神ソソソシの女よ

祈りを中断したサビナは、私たちに神の子であるキノコを食べることを命じた。「注意深く前歯でゆっくり噛み、一片たりとも食べ残さないように」と。

私はまず一番小さなキノコを口にした。ジャリ、と歯の間で砂が音を立てた。丁寧に洗ってなどいない。苦みが口腔内に広がった。小さなキノコを4本噛んだところで、苦さのあまり声を出してしまい、一気に飲み込んだ。残りの大きなキノコ2本を口に入れることを躊躇していると、

「ヤニシ、食べなさい、全部」

サビナは私を叱った。

「一片たりとも残してはいけない、旅に出れない」

私は涙を流しながら、やっとの思いでキノコを食べ終えた。

そして、私はレコーダーのスイッチをオンにして、目を閉じサビナの歌声に聞き入っていた。これからやっと旅が始まると呟きながら。

腹部が熱くなってきた。腸が異様にうごめく音が耳に伝わってくる。嘔気が周期的に襲ってくる以外に何ら変化は起こらない。唾液が口から溢れてくる。目をあけると激しい嘔気が襲ってくる。時間を確認しようと目をあけようとするが、瞼が重く、思いきって力を入れないと開けられない。

30分近く経過していた。

さらに、嘔気が強くなり、座を乱して申し訳ないと思いながらも堪えきれずに、裏戸を支えていたつっかえ棒をはずしふらつきながら屋外に出た。

月明かりに照らし出されたトウモロコシ畑とサトウキビ畑が眼前一面に広がっていた。

キラキラと輝く星を見上げていると、

「明日、本当にアヤウトラ村に入れるのか、スストの調査が残っている」

と急に不安が襲ってきた。冷たい外気が少し嘔気をやわらげた。山岳地帯の夜は一気に温度が下がる。

悪寒を感じたので、ヤッケを頭からかぶって屋内に戻り土間に横になると、

「ダメだ、顔を覆ってはダメだ、口と鼻を塞ぐと呼吸困難で死んでしまう」

と、アルフォンソに揺り起こされた。心配した彼が私の様子を見に来てくれたのだ。

その様子を見たサビナは、

「彼は初めてなのか」

と訊ねた後、

「もっと吐かせなさい。悪いものをすべて吐き出させるのだ。キノコは神の肉だから、神の子だから悪いものを吐き出す力を持っている。神の子を信じなさい。信じないと神は何も語らない」

アルフォンソにそんなことを言った、と思った。

私は、さらに3回吐いた後、幾分か嘔気が収まってきたので、目を閉じ静かに横になっていた。

悪心、嘔吐、動悸、頻脈、流涎……。

交感神経が過剰に興奮した状態の症状だなと納得していると、一瞬目の前を何かが走った。おやっと注視すると、形ははっきりしないが、赤や青の物体が飛び出してきてはすぐに消える。原色の光点が目に入ってきた。

体を少しでも動かそうとしようものなら、再び嘔気に打ちのめされる。

「はっはっはっは」

私は思わず両手で口を押えた。

笑いが自然にこみ上げてきた。教育放送のスタッフからも笑い声が漏れた。

「あいつ録音なんかしている」

「旅に出たのか」

「二人で旅に出て」

午後10時15分、原色の模様がみえるようになった。はっきりとした形がない。それを確かめようと意識すると、嘔気が私を襲うと同時に原色の幾何学模様がパッと消える。

サビナの歌が続いている。

私は清らかな女だ、と聖なる子は言う
私は精霊の女だ、と聖なる子は言う
私はこころの奥を見通す女だ、と聖なる子は言う

神の子がサビナの体を借りて語り始めた。

私と言えば、脳裏を掻きまわされているような感覚に襲われ、胡坐をかき、じっと目を閉じて嵐が過ぎるのを待っていた。キノコの効果はそんなに長くは続かないはずだ、と考えていた。

すると形がはっきりした彩色幾何学模様が見えてきた。万華鏡をみているようだ。スーッと現れては消えてゆく。

目を開けると横に心配そうなアルフォンソの顔があった。

「もう大丈夫、何とか力が入ってきた。まだ嘔気が残っているが」

問われもしないのに私は答えた。すると、また嘔気の嵐が襲ってくる。

「ウーン」

呻き声が漏れた。

サビナの歌声は続いている。

私は月の女だ、と聖なる子は言う
私は夜明けの星の女だ、と聖なる子は言う
私はこの地に新鮮な夜露を運んできた女だ、と聖なる子は言う
私はそよ風の女だ、と聖なる子は言う
私はすべてのものに輝きを与える女だ、と聖なる子は言う

「アーィ」

早く嘔気がどこかに吹っ飛んでしまわないかと思ったとたんに、私は大声を発していた。

時計の針が午後10時20分をさしていた。

「ミヤニシ、ミヤニシ」

誰かが私の名前を呼んだ。驚いて目を開け周囲を見回したが、サビナが静かに語るように歌い、参加者は瞑想状態に入っている。

誰かが私の名を連呼する。

「アー」

私は頭を抱え叫んだ。

もうどうにでもしてくれと全身の力を抜き目を閉じると、目の前が急に明るくなった。

オアハカ市の郊外にある有名なミトラ遺跡の壁画を思い出させる繊細な左右対称の幾何学模様が現れた。幾何

学模様を描き出している光輝く線が動き出し、宮殿を描きその壁面を飾ってゆく。そして、体が軽くなりその宮殿の中に私が吸い込まれてゆく。やがて輝く宮殿の中を歩いている私の姿があった。両サイドの壁面には色鮮やかに輝く幾何学模様が描かれている。その宮殿が一瞬にして収縮し、私も背後にひろがる闇に吸収される。少し我に返ると、拡大しては消褪を繰り返す彩色模様やピラミッド群を見つめる私がいる。私自身が消えて消滅してしまう不安を感じ、目を開けるとサビナと仲間の姿があった。

私はすべての真理を見通す女だ、と聖なる子は言う
私は神々が住む天上に昇ることができる女だ、と聖なる子は言う
私は地下にある死者の国へ自由に出入りすることができる女だ、と聖なる子は言う
なぜなら私は純粋な女だから

「ピュー、ピュー、ピュー、ピュー」

耳の中、いや、頭の中で風が吹き荒ぶ。

私は反射的に両手で耳を覆っていた。それでも風の音が私を舞い上がらせようと体内で渦巻く。目を開け、外の物音に耳を傾けると、

「ヒュー、ヒュー、ヒュー、ヒュー」

と、微かに風の音が伝わってきた。風が吹き始めたのだ。激しいスコールがもうすぐやってくる。

「クスクス、クスクス、……」

笑っている。私が。しかし実感はない。自然に笑い声が湧き上がってくる。

「アッハッハ」

仲間たちも笑い始めた。

「ミヤニシだけが旅に出ている」

アレハンドロが私をじっと見つめている。

笑いを堪えようと全身に力を入れた。

「クスクス、アッハッハッハ」

逆に大笑いになった。私が腹を抱えて笑っている。それがみえる。いつの間にか悪寒や嘔吐を感じなくなっていた。気分が良くなってきていた。

その時、サビナは歌を変えた。少なくとも歌の調子が変わった。歌声が、私の頭の中で静かにゆっくりと膨張する。自然と瞼が下がり、原色の光の世界へと導かれる。目の前を黄色い雲が横切って行った。

「バリ、バリ、バリ」

激しい雨音だ。時間の流れから取り残された感覚にとらわれ、私は腕時計を見た。

午後10時30分。まだ儀式が始まって1時間15分しか経っていないのに、何時間、何日も経ったように感じた。時間が停止したようだ。

アルフォンソや仲間たちから生気が消え、彼らの存在や家屋が透き通ってみえる。物体の重量感や肉感を感じなくなった。

「素晴らしい経験だ、しかし、恐怖感が残っている」

目の前に隙間風に揺れるロウソクの灯があった。私が場所を移し仲間の輪の中に入ったからだ。

ロウソクの炎がフーッと膨張し、一面炎の海と化す。黄金色に輝く空間に赤や青の原色の光の線が幻像を描いてゆく。私はそれをみているのか、炎の海を漂っているのか定かでない。

「はっはっはっはっは」

私は大声で笑った。マイクを手にして録音している自分の姿を見て大声で笑った。

仮面が、鬼の面が現れた。その輪郭が何重にも重なり、次第に膨張し、空間一杯に広がった。仮面が形を成さなくなると、中心部が急に明るくなり、そこから繊細な模様が湧き上がってくる。

一度立ち上がってみようとすると、両膝から折れ崩れてしまった。

2時間が経過し、かなり気分が楽になってきたが、まだ体を自由に動かすことができない。

私の状態を録音しようと意識すると、幻像が消える。

しかし、呻き声が出てきて、それを制することができない。

一時休んでいたサビナが歌を再開した。サビナの歌声と共に、消えかかっていた炎が一気に燃え上がるように、嵐が私の脳裏を吹き荒れる。サビナの歌声が、波のように次から次へ打ち寄せる。その歌声の波の上で、弄ばれる私を感じていた。時には大波に巻き込まれ、渦潮の中で回転する。原色の渦巻きの中で舞う。息苦しくなって深く息を吸うと、波打ち際で崩れ散る白波のように、幻像が消える。

その内、打ち寄せる波の間隔が長くなってきた。

これまでは幻像とそれをみている自分が、はっきり一線を引いて区別できていたが、それが次第に曖昧になってきた。

「おい、ミヤニシはまだ旅している」

「一人で旅を続けている」

「まったくだ、彼の声でこちらは滅茶苦茶だ」

周囲が騒がしくなった。サビナの歌声が止んだ。

仲間たちがどんな体験をしたのか訊こうとすると、再びサビナが歌い始めた。

私は美しいウイピィルの女だ、と聖なる子は言う
私はこころの中を見る女だ、と聖なる子は言う
なぜなら、私は知識のある女だから
私は薬草を使う女だ、と聖なる子は言う
私は医術を知る女だ、と聖なる子は言う
私は聖なる女だ、と聖なる子は言う

午後11時10分。

青い半円形をした何千もの図形が横一直線に踊りながら広がってゆく。それらが静止したと思った瞬間、その半円形の中に輝く赤い線で正方形が描かれてゆく。その一部が躍り出てきて円を描き始めたと思うと、残りの正方形は内へ内へと赤い線で幾重にも小さな可愛い正方形を描いてゆく。いつの間にか青い半円形も重なっていた。

私は急に苦しくなって、フーッと息を深く吸い込むと、一瞬にして幻像が消えた。

光輝く透き通った線で描かれる彩色幾何学模様。それも内や外へと自由自在に動き回る。それをみている自分を明確に認識できていたが、少し様子が変わってきた。

はっきりとした鳥や動物の姿が現れ始めた。原色の姿がニョキニョキと目の前の空間に頭を出してくるのだ。水中に潜っていた人が息をするためにひょっこり顔を出すように。鱗が赤や青、そして銀色に輝く魚が頭を見せ、私を睨んだ。何かを話したが聞こえない。

この時疲労感がこみ上げてきたのでロウソクの傍から離れ、ゴザに横になった。全身から力が抜けてゆく。ふと暗闇に目を向けると大きな山が浮かんできた。山麓には絵本に出てくるような原色の可愛い家が並んでいる。お菓子で作られている可愛い家のようだ。その山に見覚えがあった。アヤウトラ村の背後にそびえ立つ山だ。

暗闇と沈黙。

「明日、山に入るのですか」

上半身を起こし、その声の主を探した。

中学時代のクラスメートのA嬢が、原色のお菓子の家並みを背景に一人で立っていた。なぜ、A嬢がここにいるのだろう。不思議な感覚にとらわれながら、

「アヤウトラ村に入ろうと思う」

と、答えていた。

「何のために山に入ろうとしているのですか」

「いつも言っているだろう、もちろんこころの病気の調査を続けるためだ」

「それではやめてください、今回は」

「どうしてだ」

私は少し腹立たしげに目の前の彼女に語りかけ、本当に彼女なのか確かめようとすると、急に姿が消えた。私はメキシコにいるはずもないA嬢と話した。確かにA嬢と言葉を交わした。その内容がはっきりと記憶に残っていた。

午後11時20分。

随分長い時間が経過したように思ったので腕時計をみると、10分が経過したにすぎなかった。私はゆっくり起き上がると、ロウソクの灯りの下に戻った。再び黄金色に輝く目の前の空間に、透き通った原色のメキシコの街並みが現れた。あくびが繰り返し出てくる。そのたびに街並みが消える。

「ウッフフ、ウーン」

忘れかけていた苦しみがまた襲ってきた。

「アーィ」

その苦しみを払いのけるように大声を出した。

「もう寝ようや」

私はアレハンドロに声を掛けた。私が立ち上がると、アレハンドロも腰を上げた。

「アルフォンソは？」

「はて」

「とにかくもう少し待て」

私の肩に手を回し、アレハンドロが制した。

その時、

「私はもう歳です。疲れたのでこの辺で失礼します」

私たちの話声を耳にしてか、息子の手を借りサビナが立ち上がった。サビナが歌うのをやめてから、彼女の存在を忘れていた。黙想していたのか、横になっていたのか定かでなかった。

「ありがとう」

「おやすみなさい、サビナ」

参加者全員が姿勢を正して礼を言った。

「テルオのおかげで滅茶苦茶だった」

「テルオが一人で旅に出て」

「大声を出し動き回って騒ぐから、一向に良い気分になれなかった」

サビナの姿が戸口から消えると、一斉に皆が私を攻撃し始めた。

すると、音楽担当の作曲家が、横笛を静かに吹き始めた。そして、ドラムを叩く。その音色に鎮められるように、皆が輪になり黙想状態に入った。

肩の力を抜き、静かに原色の世界の到来を待った。

光り輝く街並みが拡大し迫ってくる。そして、静止するとその光景の中にいる自分を感じる。街並みをゆっくりと散歩している自分を感じる。

呼吸が苦しくなり、大きく息を吸うとヴィジョンが消える。そして、また目を閉ざすと素晴らしい透明に輝く原色の光景が出現する。

今度は、1時間があっという間に過ぎていた。

用を足そうと屋外に出ると、トウモロコシの葉がカサカサと音を立て囁きかけてくる。その囁きに導かれ何の抵抗もなく、透き通った緑のトウモロコシ畑の中をスーッと通り抜けた。視界が広がったところで用を足し夜空を見上げると、月が七色の糸を大地の隅々まで放っていた。その七色の光の糸に絡まれ、私の体は急に大地から天上にまで巻き上げられた。私は至福を感じた。

午前2時30分。

目を閉じてもヴィジョンは見えなくなった。

素晴らしい体験の満足感に満たされ、私は一人で別棟に行き寝袋に入った。

自由な空間で生きる男

私が目を覚ますと、朝陽がいつの間にか、簡易ベッドの足元まで差し迫っていた。寝袋のチャックを下ろし上半身を起こして周囲を見回した。

半開きの戸口の隙間から、緑の葉をたたえたトウモロコシ畑が、そしてその先に青いマサテカ山脈の山々が広がっていた。草木の香りを含んだ朝の爽やかな風が、室内の湿気を含んだ重い空気を私の周りから追い払ってゆく。

昨夜下痢で夜会に参加できなかったカメラマンが私の隣で気怠そうに横になっていた。その横でサビナの守護神グアダルーペの聖母像は色あざやかな衣装をまとい、寝ている私たちを見下ろしていた。数時間も寝ていないはずなのに頭は冴え切っている。

昨夜、七色に輝く月光の下であらゆる草木が透けて見えた。そして、輝く緑色のトウモロコシ畑の中を何の抵抗もなく歩けたことを思い出し、私はもう一度、目の前のトウモロコシ畑に視線を移した。

朝露にしっとりと濡れたトウモロコシの新鮮な緑の葉の上で陽光が跳ねている。視線を戻し自分の体をみると、手や足にたくさんの切り傷をつくっていた。

私たちが寝袋を出た時、

「どちらからおいでですか」

と、180センチメートル以上もある大男が突然目の前に現れた。彼は黒い山高帽を被り、黒いマントの下からは何カ国もの国旗を継ぎ合わせた派手な服が覗いていた。明らかに村人ではない。

私はまだ毒キノコの作用が続いているのかと、頬をつねった。

「どちらからおいでですか」

ステッキに両手を掛け、覗き込むようにして再び道化師のような男が尋ねた。

「日本から」と私が答えると、

「それは、わざわざ遠いところから」

その体にふさわしくない女性的な優しい声で、

「オンゴ（キノコ）を求めておいでですか。私がオンゴの素晴らしい世界へご案内しましょう。パラダイスへの案内人に御命令を」

と恭しく頭を下げた。

「いや結構です。昨夜サビナの夜会に参加しましたから」

私が慌てて返事すると、

「それは素晴らしい経験をされましたね、それでは私は失礼」

そう言うと、黒い山高帽にマントの男はあっさり表に出た。金をせびられるのではないかと、内心びくびくしていたので、予想外の退場に少々面くらった。

後を追うように表に出ると、この道化師のような服装の男が、両脇にトウモロコシ畑が続く赤茶けた山道をヒョッコリ、ヒョッコリと跳ねるように歩んでゆくのが見えた。実にかろやかに跳ねている。派手な服装の男がごく自然に周囲の風景に融け込んでゆく。道化師のような大男が、周囲の世界を自分にピッタリ合わせるように変えてゆくかのようだった。

私は、夜会の幻像の続きをみるような思いで、この男が森に消えるまで見守っていた。もう少し話したかった。

村人に彼のことを訊くと、

「おかしな奴でね、時々山から出てくるよ。どこで寝泊まりしているのか、何を食べているのかもわからないね」

と、教えてくれた。彼はしばらくサビナの家に住んでいたが、ある日飛び出していったそうだ。

はたして彼は自由を愛し放浪生活を送る欧米からきたヒッピーなのだろうか、それとも幻覚キノコの慢性中毒症者なのだろうか。きっとどちらでもないだろう、と私は思った。近代社会と伝統社会、どちらで生きるのでもない、2つの文明が融合してできた自由な空間で生きるすべを知った男だろう。そんな思いがふと脳を過った。

2. 夢から醒めて

サビナが語った生い立ち

私が目を覚ましたのに気づいたサビナが、横になっていたベッドから身を起こすと、近くに来るよう私を手招きした。そして、

「お前はキノコを初めて食べたと聞いていたが、本当だったのだな。よく吐いていたが、きっと良い旅ができたのだろう。お前の体験が聞きたい。有名な音楽家（ジョン・レノンやミック・ジャガーなどのこと）は、キノコやドラッグの経験者だった。お前のように初めての者は珍しい」

と、語りかけてきた。

「ヤニシ、とか言ったな。日本という街から来たと」

「ミヤニシです。メキシコシティまで飛行機で一日はかかります」

「そんなに遠い街からか」

私は昨夜の経験をサビナに精一杯説明した。私の説明が一段落すると、彼女は自分の生い立ちを話してくれた。

「私はこの村から少し離れた小さな村リオ・サンティアゴで生まれた。ヴィルヘン・マグダレナの祝日（注1）だったと聞いている。父フェリシアーノは20歳、母コンセプシオンは14歳だった」

彼女は淡々と呟くように語り始めた。

「お父さんはどんな仕事をしていたのですか」

（注1）英語版ウィキペディアでは1894年7月22日に生まれたとされる。

「生きていくためにトウモロコシやフリフォーレス（インゲン豆）、チレ（唐辛子）を作っていた。それが精一杯だった。お金なんて小さい頃はみたこともなかった。今はあるが、グリンゴ（米国人）が来るまでは電気も通ってなかった」

「私が生まれた2年後に妹アナが生まれた。その翌年に父が死んだ。そして、母は私たちを連れて実家に戻った。父親がいないと食べていけないからな」

それからは毎日の食事もままならない貧しい生活が続いたようだった。

「飼っていた鶏の世話と、3匹いたヤギを山に連れて行って草を食べさせるのが私の毎日の仕事だった。重い薪を背負って、アナとお腹を空かせて帰ってきた。私たちが山羊の乳を飲み、鶏の卵を食べられるのは年に数回だけだった。毎日毎日トルティーヤに塩をぬって食べていた。フリフォーレスを口にできたのも週に1、2度くらい。毎日お腹を空かせていた」

そんな貧しい生活をしていたサビナは、空腹のあまり一般の村人が禁止されていた幻覚キノコを山で食べてしまったのだという。

「聖なるキノコを食べることが許されたのは、選ばれた人だけだった。後でそのことがばれて、母親にきつく叱られたものだった」

「それからはキノコを食べなかったのですか」

「お腹が空くと堪えきれずに、その後も山に薪集めに行ったときにこっそり食べていたよ」

と、苦笑しながら呟いた。

私のように気分が悪くなったり、怖くなることはなかったのかと訊くと、

「最初は酔っぱらったようになったし、涙がこぼれてきて止まらないこともあった。気分も悪くなった。しかし、歌が上手になった。次第に気分も良くなってきた」

話がようやく盛り上がってきた時、

「ミヤニシ、午後になると雨が降り始め、山道が危険だ。早くワウトラのメルカードで食料などを買ってアヤウトラ村に出発しよう」

目を覚ましたアルフォンソが会話に割って入ってきた。

この日、私と一緒にメキシコ教育放送のスタッフもアヤウトラ村に行くことになっていた。残念だったが、アヤウトラ村での調査の後に再訪することを告げ、サビナと別れた。

「いつでも来なさい」

高齢で、一人で歩くのもままならないサビナは、私の手を取り挨拶すると倒れるように横になった。昨夜の生き生きとした姿が嘘のようだった。彼女自身はその夜キノコを食べていなかった。

私は丘を下りメルカードで朝食をすまし、干し肉、パン、イワシの缶詰、玉ねぎやジャガイモなどの野菜、そして、砂糖や塩などの調味料、約2週間分の食材を買いそろえて出発を待っていると、アルフォンソが村人を数人連れて戻ってきた。

「ミヤニシ、ダメだ、今日はアヤウトラ村に行けない」

私は予期せぬ言葉にショックを受け、

「私はアヤウトラ村に行くためにここに来たのに」

と、不服気に言うと、アルフォンソは私の肩に手をやり、

「ここからアヤウトラ村に向かう道が、昨夜の大雨で流された。村人総出で土砂を取り除いているが、一週間はかかる、残念だが私たちは一緒に行けない」

と、落胆する私をなだめるように言った。

結局、取材チームは時間的な都合で、メキシコシティに戻ることになった。それで仕方なく、3時間ほど山道

を戻ったところにある街まで送ってもらい、私一人でセスナ機をチャーターしてアヤウトラ村に向かった。

前夜のヴィジョンで現れたA嬢の言葉が現実のものとなった。

呪医になる

サビナとの再会は、アヤウトラ村での調査を終えてからになった。

私は是非とも、サビナがどうして治療者になったのかを訊きたかったし、できればサビナの治療技術を教わりたかった。

私の再訪を喜んだサビナは静かに語り始めた。

「……誰しもが呪医になれるわけではありません。先祖代々が呪医である家に生まれた人、先輩の呪医に弟子入りして医療技術を身に着けた人、そして、私のように生まれながらに才能を持っていて、神の使命を受けてある日突然呪医になった人がいます。私は呪医として病を治していましたが、今は聖なる女、神に選ばれた女です。私でなく神が病を治します……」

そして、呪医になった時の様子を続けて語った。

「……1980年半ばのことだったと思います、妹アナが何日も腹痛で苦しんでいました。呪医を何人も呼んだのですが彼女の腹痛は治まらず、アナは痛みのあまり意識を失ってしまいました。彼女が苦しむ姿を見て、私が妹を救う以外に方法はないと決心しました。私はキノコを食べ、妹の病を治す力を貸し与えてくださるよう神に必死に祈りました。すると、自然と言葉が出てきました。私が妹の傍に行くと、聖なる子が私の手を動かし、妹の腰に押しつけました。私の手は妹の腹を揉みほぐし始めていたのです。私は、話し、そして美しい声で歌っている自分を感じました。やがて、私の手の力が強くなってゆきました。すると突然、妹の腹から血と水がほとばしり出るのが見えました。それでも私は驚きませんでした。聖なる子が私を通じて、妹を治療していることを知っていたからです。聖なる子が命ずるままに血を止めると、妹の腹痛がぴたりと治りました」

「その夜は眠れず、聖なる子が体の中に居続けました。まず私はヴィジョンの中で知者の本を知りました。目の前に大きな机があり、その上に文字がぎっしり書き込まれた本が置かれていました。しかも、その背後に6名ほど男が立ち尽くしていて、その内の何人かはじっと私を見つめ、またある者は机に置かれた本を読み、文字から何かを探し求めているようでした。よくみると男たちは骨と肉で造られているのではなく、水とトルティーヤで造られているようでした。机の上の本は大きく、人ひとりくらいあり、開かれたページで文字が白く輝いていました。それから、『彼らこそ、お前の主たちだ』と甘く、それでいて威厳に満ちた声が聴こえてきました。聖なる子が私に語り掛けてきたのです。すると、今度は男の一人が、『サビナよ、これが知者の本だ、言葉の本だ、この言葉はすべてお前のものだ、呪医として働くためにお前の本を手に取れ』と命じました。気がつくといつの間にか男たちが姿を消していました。私は、はっきりとその本を読むことができたのですが、手で本に触れようとすると何の手応えもありませんでした。それで、その時私は、それが神聖な言葉の本だと確信しました」

天井の一点をみつめながらサビナは続けた。

「……さらに私はその夜、丘の神チコ・ニィンドに出会うことができました。泡でできたように透けてみえる白馬に乗った一人の男が、私の家に向かって来ました。屋根を藁で葺いたみすぼらしい私の家の前で、その男は馬を停めました。私は家の中に居たのですが、その様子が、アドベ造りの壁を通して見えました。透けて見えたのです。怖かったのですが、思いきってその男に会うことを決心しました。男は私が表に出るのを待ち構えていました。この男こそがチコ・ニィンド、丘の主だったのです」

チコ・ニィンドの意味が解らず私が口を挟むと、

「チコ・ニィンドですか。チコ・ニィンドは病気を治す力と人間の魂をたぶらかす悪い力の両方を持っています。普通、この地方の呪医はチコ・ニィンドの力を借り病気を治します。私のもとにゆっくり歩み寄ってきたチコ・ニィンドはまるで影のようで、白く輝く帽子をかぶっていました。周囲は闇に包まれ黒い雲が天空を覆っていましたが、その暗闇を背景にチコ・ニィンドだけが光暈に囲まれ空中に浮いていました。驚きのあまり口もきけずにチコ・ニィンドの後に従っていくと、暗紫色の空間に出ました。そこには丘があり、立派な石造りの家がありました。私はこの村の背後の山麓にあるチコ・ニィンドの住まい聖なる丘ニンド・トコショに連れて行かれたのです。……この日は、興奮のあまり明け方まで眠れませんでした。眠りも浅く、巨大なハンモックに揺られているような気分になりました。翌日目を覚ますと、家の壁の一部が壊れていました。私が嬉しそうに踊り続け、壁に体をぶつけ壊したのだと家の者に言われましたが、そうでなくチコ・ニィンドに会うために壁をスーッと通り抜けたからです。その時に壁が壊れました。それからは村人から、病を治してくれと頼まれることが多くなりました。もちろん私が病を治すのではありません。キノコを食べると、毎回その本とそれを取り囲む男たちが現れるようになったのです。その本こそ、ミヤニシが教えてほしいと言っていた病の治し方を綴った知者の本です。そこに書かれた文字が、頭の上から白く輝いて降り注いできます。その文字が教えるままに私は病を治します。病を治すようになって、やっと食べるのに苦労しなくなりました。最初の結婚が破綻するまでは……」

そこでサビナは少し話すのをやめ、物思いに耽っているようだった。私は彼女が疲れたのか心配したが、サビナはさらに、

「というのも、私は14歳でセラピオと結婚しました。セラピオは畑仕事が好きではありませんでした。しかし、その頃では珍しくスペイン語の読み書きができたので、街で日用品を仕入れてきて、村で売っていました。生活には不自由をしませんでした。幸せな、そう思えた生活が3人目の子どもが生まれるまで続きました。それからセラピオは街に出て遊び歩くようになったのです。そして、ある日、風の病で死んでしまいました。しかもその時に、セラピオが浮気相手に土地や家屋、すべてを与えていることを知りました。その後、小さな子どもを抱えて治療者としての生活が始まりました。そして、12年後に再婚しました。息子6人、娘1人に恵まれたのですが、

決して幸せな生活とは言えませんでした。再婚相手のマーシャルは大酒飲みで働かず、私が行商をして生活していました」

私は、治療者としてこの村で信頼されていたサビナが病の治療をやめてしまった理由が理解できなかったので訊くと、

「性的な関係がある間は神聖なキノコを食べることは禁止されています。それで結婚している間は一度もキノコを食べませんでした。マーシャルは浮気相手の息子に襲われ、路上でマチェッテ（蛮刀）で頭を割られ死にました。私が40歳の時です。それで、私は幻覚キノコを食べて病を治すことを再開しました。多くの人が病を治してくれと訪ねてくるようになりました」

私が、

「呪医としての名声が広く伝わったのですね」

と言うと、

「いいえ、私は選ばれた女、清らかな女である運命にあることをその時に知りました。丘の主の力を借りる必要がなくなりました。頭の上から舞い降りてくる白く輝く言葉、いいえ、文字が私を動かし病を治すようになったのです。お腹や足の痛みだけでなくこころの苦しみも。それで、多くの外国人がやってきて村が一時混乱状態になりました。メキシコから軍隊が来て外国人を追い払いました。私も、思うように治療ができなくなったことがありました」

と、サビナは淡々と語った。

このようにサビナは貧しい村で生まれた平凡な女性だった。一度は呪医として生活が安定するも夫の裏切りによりすべてを失った。彼女は、精神的に、そして経済的にも追い詰められた極限状況下で、最終的に夢の中で土着の信仰で伝えられていた大地神に相当する丘の主と出会い、神に選ばれた女となった。沖縄のユタをはじめ世

界のシャーマンのイニシエーション過程に見られるように、カナダの精神科医エランベルジェがいう「創造の病」を経て、サビナはそれまでの葛藤状況から解放され、より安定し確信に満ちた自由な人格に変容をきたしたのだ。そして、他者の病んだこころを癒す技術を体得した。

こころの葛藤をヴィジュアルに描き、語り癒す

1973年7月、精神科医としてスタートしたばかりの私は、メキシコで知り合ったフェルナンド医師と学生4名を連れアヤウトラ村に向かっていた。雨が降らない間にと早朝にプエブラ州テオワカン市をセスナ機で飛び立つと、すぐに眼下に荒涼とした茶褐色の大地が広がった。30分ほど経って山岳地帯に入り、次第に山々の緑が濃くなった。わずか10分ほどの間に切り立った山が多くなり、山間のわずかな平地に集落が見え、そこから険しい山の斜面に沿ってトウモロコシ畑が伸びていた。出発して約40分、セスナ機は急旋回したかと思うと、どんよりとした暗い重厚な雲間から頭を出した山に向かって突っ込んでいく。上空から飛行場らしきものは見えない。さらに高度が下がった時、目の前に細長く一直線に広がる草むらが視界に飛び込んできた。ドスンと、鈍い音を立ててセスナ機は着地した。正面には山が迫ってくる。息を凝らし、目を見開いていると、山肌が視界から急に消えた。セスナ機は一回転して機首を侵入してきた方向に向け、しばらくゴトゴト走って止まった。

顔色を失っている私を横目に、操縦士カピタンは悠々と煙草を吹かしている。「着陸時の際は安全ベルトをしめ、そして、神に祈れ」、そんな一文がドアの取手のところに書かれているのが目に入ってきた。四方は山ばかりで集落は見えない。私と共に第一便に乗っていた学生2人も、声を出せずに呆然としている。すぐに、蛮刀を腰に差した村人が数人近づいてきて、無言で荷物をラバの背に載せ始めた。

草むらの飛行場から村までは、上り下りの多い道幅の狭い山道だった。ところどころに路面から大きな岩が顔を見せて、行く手を遮っている。車などとても入れない。雨季で油断すると泥沼に足をとられる。30分ほど歩い

たところに集落があった。私たちは屋根をトタンで葺いた村では珍しい2階建ての家屋に案内された。

「疲れたでしょう、ハンモックでフェルナンド医師たちが到着するまで休んでいてください」

目が大きくて眉が太い身長150センチ半ばで髪が黒く、つややかな茶褐色の肌をした先住民の、気が強そうながっちりとした体格の女性が現れた。後に私の片腕となって調査を手伝ってくれるようになった看護師コンセプシオン・マルティネス・ウリアルテさん、通称コンチャだった。

私が通された部屋は村長の事務室だった。事務室といっても、板ばりのだだっ広い床の上に埃をかぶったタイプライターと、事務記録を書き留めているらしいノートが数冊置かれている机が一台あるだけだった。

私がハンモックに横になると、入り口越しに外の風景が目に入ってきた。大きな岩を積んで谷川の流れをせき止めた水場で、村の女性たちが水浴びをしていた。その中に豚が仲間入りをしている。飛行場からここに来る途中でも豚がひょっこり顔を見せた。どうも村人と豚が寝食を共にしているようだった。

2時間経ってもフェルナンドたちが到着しない。ぽつりぽつりと降り出した雨が、すぐにバリバリとトタン屋根を震わす大雨になった。

「大丈夫ですよ、小雨になるまでセスナ機は飛びません」

ひょっとしたらセスナ機の故障で、彼らはしばらく来ることができないのでは、そんな不安が脳裏を占めた。そんな私の心配を表情から察したコンチャが、私に声を掛け、昼食にとトルティーヤとフリフォーレスを運んできてくれた。私は食べ物が喉を通らなかった。外が少し薄暗くなった時に、ようやく雨と汗にびっしょり濡れたフェルナンドたちが水場の向こうから姿を見せた。

私は急に肩から力が抜けてゆくのを感じながら、別れていたのはたった数時間なのに、まるで一年ぶりかのように再会を喜んだ。皆で差し入れのトルティーヤとフリフォーレスをいただき、ロウソクの灯りの下で第1回目のミーティングとなった。

それから約10年間で、私は7回アヤウトラ村を訪れることとなる。

中米での代表的な文化結合症候群(注1)と言われていたこころの病、スペイン語で驚愕を意味するススト の治療に私はその頃興味を持っていた。それでアヤウトラ村では最初にスストの調査を開始した。

サビナと同じマサテコ語(注2)を話す人が住む集落アヤウトラは人口約3、500名、戸数約500戸の山村だった。オアハカ州の北東端ベラクルス寄りの海抜700メートルの地点にあって、急な斜面がくびれ、平らになったわずかばかりの台地にへばりつくように家屋が集まっていた。［口絵4］村人の生活は古代からの掘棒や鍬を用いた焼畑農耕によるトウモロコシ栽培を基本としていた。鶏、七面鳥、豚などが飼育されていたが、これらは貴重品で、普段食卓に上る肉は狩猟に頼っていた。現金を得る手段としてコーヒー栽培があったが、コーヒー園は数人の地主〝カシケ〟に独占されていたため、村人のほとんどは極めて貧しかった。当時は車が入る道がなく、コーヒー豆などの運搬はセスナ機や馬、もしくはラバで行なわれていた。近隣の街から馬でやってくる行商人による朝市が週1回開かれ、村人の楽しみとなっていた。

村の中央に教会はあったが古くからの神々を信じる伝統文化優位の村だった。また、村にはINI（国立先住民研究所）所属の小学校が設立されていたが、子どもたちのほとんどはスペイン語の会話を習得するために2～3年就学するにすぎなかった。診療所などの医療機関はなく、呪医が絶対的な力を持っていた。街で中学校を卒業した後、数カ月間看護教育を受けた看護師コンチャが、唯一西欧医学の知識を持っていて、わずかばかりの医薬品を用いて病気の治療や相談にあたっていた。

1980年7月16日

困り果てたといった表情をした一人の男が、助けを求め看護師コンチャのもとを訪れた。

彼の妻は数週間前から眠れず、恐ろしい夢ばかり見て目が覚めてしまうと訴え、夜間に急に起き上がったりして落ち着かない状態が続いていた。しかも、数日前からあまり食べなくなり、昼間はひどく沈み込んでいる。家事を全くしてくれない。居眠りばかりして熱があるようで困っている、というようなことだった。

私が最低限必要な情報をその男に訊くと、彼の妻は37歳、貧しい小作農家の次女として生まれた。学校教育は受けたことがない。スペイン語は話せない。17歳時に、コーヒー園で働く夫と結婚し、2男4女と、6人の子どもをもうけた。当時、長男夫婦とその子ども2人、そして、4人の娘と暮らしていた。生活費を稼ぐために、夫は長男と共に農閑期に州都のオアハカ市に出稼ぎに出る生活を送っていた。また、妻は愚痴一つこぼさず夫に尽くす、村の典型的な女性のようだった。

(注1) 文化結合症候群 (Culture-bound syndrome):文化依存症候群ともいう。中南米のススト のように、特定の地域、文化圏で多く見られる精神障害のこと。この文化結合症候群は、1964年にYap, P. M.によって提唱された概念である。初期には文化的軋轢や急激な変化による精神的混乱から生じる、地域特有の特殊な精神障害と考えられていた。アメリカの精神医学会では精神障害における文化依存的側面がさらに広く捉えられるようになり、産褥期うつ病や摂食障害なども文化結合症候群として理解されるようになってきた。しかし、最近の国際疾病分類 (ICD-10) では、文化的要因が軽視される傾向にあり、不安障害、気分障害、身体表現性障害、または適応障害などの地域的亜型とされ、これらの障害に一番近い該当コードに分類されるにとどまっている。

(注2) マサテコ語:マサテコ語は、言語的にはポポロカ語のグループに属する。当時オアハカ地方では3番目に人口が多く、サポテカ語を話す人は約25万人、ミステカ語は約20万人、そして、マサテコ語は約9万人いた。アヤウトラ村で実施した私たちの1974年の考古学的調査で、墳墓遺跡、ピラミッド的遺構、そして、岩絵が確認された。アヤウトラの歴史は、出土した土器から紀元前500~1000年にまで少なくとも遡ることができ、途中、古典的後期から後古典的前期 (AD600年~900年) メキシコの東沿岸を拠点としたトトナコ文明圏の影響下に入り、メキシコ高地に栄えたアステカ文明 (1325年~1521年) の影響下に入るまで続くと考えられた。

そして、男は俯き加減に私たちの顔を窺いながら、

「お医者さんに払えるお金はありません」

と、申し訳なさそうに言うので、

「お金は要りません、遠い日本から村を助けに来てくれているお医者さんです。薬が必要であれば私が何とかします」

と、コンチャが笑顔で伝え、翌日の往診を約束すると、男は少し安堵の表情を浮かべ帰って行った。


コンチャと往診に出掛けた時、患者の女性は薄暗い藁葺きの部屋の片隅の、竹を組み合わせて造ったベッドで、民族衣装をまとって横になっていた。コンチャは、すぐにチイ・クン（ススト）と判断して、呪医を呼びにやった。呪医を待つ間に、私は患者を診察することになった。患者は私が問いかけても目を閉ざし、横になったまま身動き一つしない。私が患者の手を強くつねると、患者は反射的に顔をしかめた。私が繰り返し名前を尋ねると、かすかに目を開けた。


気分は悪くないかとの問に、少し間をおいて、

「気分は悪い、体が痛い」

と、小声で弱々しく答えたが、すぐに口をつむぐと再び目を閉じた。


やがて褐色の肌をした小太りの40歳半ばの女性が現れた。私は彼女とどこかで会った気がした。誰だったかと記憶をたどっていると、その呪医は「またお前か」と呆れた表情を浮かべて私を一瞥し、患者の家族と和やかに話し始めた。半時間ほどして、呪医は患者の枕元で葉巻煙草に火をつけると、煙を目一杯吸い込み、患者の体に一気に吹き付けた。そこで私は呪医の名前を思い出した。呪医として高名なオレレア・パラシオだ。以前、私がスストの治療方法を教えてもらおうと訪ねた折に、〈お前にはスストはわからない〉と私の頭の上で卵を割り、清

めの儀式の洗礼を与えた憎き呪医だった。

パラシオは呪文を唱えながら、バナナの葉の上に刻み煙草を指で撫でるように広げてゆく。

そして、患者の体を凝視し、

「チイ・クンだ。お前たちが約束を守れば、必ず魂を連れ戻す」

と、強い口調で告げた。その後、

「許可するまで、お前たち家の者は歌ってはいけない、踊ったりしてはいけない、酒を飲んではいけない……」

と、患者の家族に治癒までの禁止事項を伝え、治療に必要な鶏や卵などを用意するよう命じて、ちらっと私を見やると手を振りながら帰っていった。私たちも治療への参加をお願いしてその場を辞した。

以前に私は、チイ・クンと判断された女性の治療に挑み、苦い経験をしたことがあった。患者の女性は、食欲不振、意欲の減退、抑うつ気分、そして、心気的な訴えがみられたので、私はうつ病と判断した。その時、私はまだススト のことをよく知らず、友人の医師フェルナンドの協力を得て、自信満々に持参していた抗うつ剤を用いて治療を試みた。しかし、患者の症状は一向に良くならず、寝たきりの状態が続き、しびれを切らした家族は呪医を呼んだ。そして、呪医は見事にその女性の病を治した。

この失敗を機に、私はアヤウトラ村でススト の調査を開始したのだった。

1980年7月18日

夜が深まった11時頃に、家から10分ほど離れた林のなかにある〝神聖な大地〟で、呪医パラシオは木の棒で一辺が4、5メートルの四辺形を描き、治療を始めた。呪医は、夫に抱きかかえられていた患者の手を取り、四辺形の中央に進み出ると、大地の主の食卓であるとされる四隅で、香を焚き、供物を捧げ、祈った。それから壺の中に用意していた薬草の煎じ液で、頭から指先まで一気に撫でて〝清め〟を行った。この時、呪医は処女の種子

〝ツォレ・ナ・ツォーナ〟(注1)をすり潰して作った液体を患者に飲ませ、自らも飲んだ。

呪医は一連の呪文を唱えた後、大地の主に魂を呼び戻すための特別な祈りを行った。治療を開始して約30分後、患者の女性は悶え苦しんでいたかと思うと、手足をばたばたさせ獲物を狙う動物のように一点を凝視した。さらに、顔の筋肉をけいれんさせて奇声を発した。

呪医は立ち上がり、

「おまえの魂は何処にいってしまったのか」

と、大地に向かって叫び、よろめきながら聖なる四辺形の東の方位を示す一隅に立った。続いて、時計と逆回りに四辺形線上をゆっくりと歩き始め、その四隅で女性の魂の行方を大地の主に尋ね、患者の手に戻すように頼んだ。次第に呪医の足取りが軽やかになり、リズミカルに跳びはねるように踊り始めた。踊り疲れた呪医は聖なる四辺形の中央で放心状態にあったが、午前2時近くに、

「まだ魂の在りかがわからない」

と、第1回の治療の終了を告げた。

この治療は3日間隔で繰り返された。3度目の治療が終わった時、呪医は、

「魂を奪ったのは豹に変身した邪術師だ」

と告げた。

そして、呪医はお前の妻のトナ（お供の動物霊）はティピスクインテだ。豹に変身した邪術師が、妻のトナであるティピスクインテに襲い掛かった。逃げ遅れて、豹につかまった。豹はティピスクインテを森に連れて行って、お腹がすいたときに食べようと埋めておいたのだ。私のトナは鷲だ。これから豹を森から追い出す、と豹との闘いぶりをゆっくりと具体的に語り始めた。

この後、彼女の表情は次第に明るくなり、夫に支えられ、供物の卵やコンソメスープなどを少し食べるように

なった。しかし、何もせず寝たきりであることにまだ変わりはなかった。

第4回目の治療時、急に呪医が立ち上がり、

「豹に食いちぎられた魂が隠された場所をつきとめた」

と、力強く宣言した。そして、

「この魂の水を飲め」

と患者に命じた。

〝魂の水〟は、魂が埋められていた神聖な四辺形の土を少量入れたものだ。

周りが息を凝らして見守る中、患者がその水を飲みほすと、家族の顔に安堵の色が浮かんだ。驚いたことに、その翌日から患者の病状は急激に回復し、ゆっくりと起き上がり、歩くようになった。しかも、数日で普段どおり家事を行い始めた。

私が一年後に再訪した時、患者の女性は普通の生活を送っていた。

この頃、アヤウトラ村での薬の調達は困難を極めていた。薬を使わずにススト をはじめとした病の予防に対して何かできることはないかとの話になり、私たちが思いついたのが、村人の栄養状態の改善と、慢性的な足腰などの痛みの治療に、鍼を使うことだった。そこで、フェルナンド医師ら当時のメキシコ禅協会のメンバーは、栄養状態の改善のため、村人に大豆乳の作り方を指導し始めた。また、慢性疼痛の緩和のため、アヤウトラ村でお世話になった看護師コンチャに、日本で鍼治療を習得させる計画が立てられた。

（注1）処女の種子ツォレ・ナ・ツォーナ：ヒルガオ科の植物イポモエア・ヴィオラセア（Ipomoea violacea）の種子で、アルカロイドであるリゼルグ酸アミドを含有している。乙女だけがこの種子をすり潰すことを許されることからこの処女の種子の名がついた。

そして2年後に、この計画が実行されることとなった。

コンチャを和歌山に招待した際、私はいくつかの失敗をした。コンチャを迎える計画は、地元和歌山の放送局の協力で進められていた。知人の鍼灸医にお願いしての実習、私が在籍していた医科大学での解剖の勉強などである。その時、私は航空運賃と滞在費の捻出に頭が一杯だった。

滞在費用がどうしても調達できなかったため、この時も妻になんの相談もなく我が家でのホームステイを決定した。その頃、和歌山駅裏での2LDKのマンションで、私は妻と2歳の長女、生まれて数カ月の次女との4人暮らしだった。コンチャは私より5歳以上年上のように見えたが、実は私と同年齢だった。その彼女が、何の説明もなく2カ月間急に同居することになった。しかも、彼女は一カ月5万円の小遣いを手渡すとすぐに衣服を買ってしまう。私はまだ研修医で、妻は買いたいものも買えない切り詰めた生活をしていた時のことだった。この時の苦労は、何十年か後に妻が病床に臥して長年の思い出を語り始めるまで気がつかなかった。

失敗の話に戻ろう。

コンチャはパスポートがなかなか取れなかった。住民票がなかったからだ。それでも、メキシコの仲間の知恵で何とかこの問題はクリアできた。そして、メキシコ出発時に、メキシコの仲間が私の家の電話番号などの連絡先を彼女に書いて手渡してくれていた。まず羽田に着いた彼女は、乗り継ぎに戸惑い客室乗務員に電話番号を見せた。かかってきた電話の相手に、私は和歌山と言ったつもりであったが、相手は岡山と思ってしまった。確認不足だった。私が伊丹空港で、何時間待てども彼女は到着しない。その前夜、急に全国紙と放送局、そして、その夜の大阪でのTV出演が飛び込んできて、私はすっかり舞い上がっていた。

何とかその日のうちに彼女は大阪に到着した。新聞のインタヴューやTV出演も無事終わった。そこで落ち着いて考えて、まず協力してくれていた地元の放送局に出演すべきであったことに初めて気がついた。地元の放送局の方の寛大さで、何とか計画を続けることができた。そして、その世話役をしてくれたアナウンサーの方と、その後も長きにわたりお付き合いしてもらうことになった。こんなミスの連続の40年以上だったと思うが、素晴らしい仲間との出会いでこれまで救われてきた。「マヤの裸足の女医、日本で研修」、こんな見出しが掲げられたコンチャの研修は、妻の忍耐力で何とか無事終了した。

残念だが、帰国したコンチャは、結婚して鍼の診療所を街で開業した後、二度と村に戻ることはなかった。マヤの伝統医学に、もともと鍼の治療技術はあったが、この頃、鍼治療は東洋の神秘的な治療といわれ、街でも人気があった。内戦時にキューバから支援に入ってきた医師も、中国の鍼治療を取り入れていた。コンチャ来日を支援して下さったメキシコ関係者の落胆振りが私の身に堪えた。さらに、間を置かずにフェルナンド医師も交通事故で失ってしまった。ちょうど私がグアテマラでの活動を始めた時のことだった。今、このアヤウトラ村へはワウトラ村から車で約2時間で行けるようになった。

サビナ、こころの病を癒す技術を教える

このような経験をしたことがあり、私はどうしてもサビナにもスストの治療について訊きたかった。ようやくその時が来たのだ。

「……スストですか。最近、私のもとに一人の老人が運ばれてきました。彼はトウモロコシ畑を耕していた時、突然下肢に激しい痛みを感じ意識を失ってしまったというのです。村の診療所の医者は、鍬で脚を打ったのが原因だと言って鎮痛薬を与えましたが、むしろ悪くなる一方で、老人はついに起き上がれなくなりました。それで、私の家に連れてこられました。私はまず傷が無いか老人の体をよく調べました。たいした傷は見当たらなかったので、暗くなるのを待ち、香を焚き、神に祈り、キノコを食べ、原因を探すことにしました。その老人にもキノコを与えました」

このように、治療は呪医が病者と共に幻覚植物を食べることからスタートする。

「すると、一匹の豹が現れました。よくみると、その豹の手前に木の囲いがあり、その中で動物が草を食べて遊んでいました。牛のようでした。豹は、その内の一匹を食べようと地面に這いつくばって飛び掛かろうとすると、何処からか石が飛んできて豹に命中しました。すぐ横に一本の大木があり、木の上から一人の男が石を投げていたのです。石に驚いた豹は、獲物を襲うチャンスを失ってしまいました。そこに、両手で顔を隠した背の高い女が現れ、してやったりと言わんばかりに笑っていました……」

意識変容下で、サビナはススト の診断を下した。このようにはっきりと病の名を告げるときもあるが、たいていは病者の体験を何度か訊き、魂の状態を診てから、病とその原因を語ることが多いとのことだった。

「その時、『あの女が魔力で、老人を豹にしたのだ』と、神の子の言葉が聞こえてきました。それで、私は老人に、歩けなくなる前に、お前はどこかに出掛けなかったか、そこで何か起こらなかったか、その時に夢をみなかったか、体の中が空っぽになるように感じたことはなかったか、などを尋ねました」

「まず、魂を失った日時や場所を探さなければならない。遠くで魂を失った場合や、魂を奪った相手によって魂を呼び戻すのが大変になるから」

と、付け加えた。

その時、老人はサビナの指摘に驚き、戸惑いながら、

「その頃、確かにウトウトとよく居眠りをするようになりました。夢もよくみました」

と答えたという。

どんな夢をみたのかを訊くと、

「その日もたしか、街はずれの牧場にたくさん牛が放たれていて、その牛を食べたくなって攻撃する夢をみました」

とのことだった。

「それは何処だったのか」

と、尋ねると、老人は、

「ハラッパ村のようでした」

と、恥じるように小声で答えたので、

「お前に落ち度はない。お前は悪くない。眠っている間に魂が体から抜けだし、さまよい歩くことがよくあるのだ。普通だと、目を覚ますと魂は戻ってくるのだが、邪術師が悪さをするとなかなか取り戻せない」

と、サビナは慰めたのだという。

最終的に、

「女の姿をした邪術師が老人を豹に変身させた。その邪術師に操られ、牛を襲おうとしていた。サビナの魂はハラッパ村まで旅をし、豹の姿をした老人の動物霊を連れ戻してきた。失った魂を呼び戻した」

と、老人や家族に説明したとのことだった。

その時、老人は何回も嘔吐した。ひとしきり吐くと、老人は急に起きあがり、そして、数時間後には歩くことができるようになったそうだ。

このようにサビナは治療儀礼において、まず病者と共に幻覚植物を食べる。サビナは、意識変容下でも自己コントロールが可能で、病者がストになる直前の日常生活の変化や事件、特に夢について詳しく訊いてゆく。そして、幻覚状態下で神の力を借り、体から離脱したサビナの魂は、病者が魂を失くした場所に赴き、邪術を施した悪い動物霊などと闘い、失くした魂を呼び戻すのだ。

この老人の場合、他人の牛を奪い、食べたいと思ったことへの罪の意識がヴィジュアル化され、かつリアルに描き出されていた。サビナの治療法は、私がそれまでアヤウトラ村で観察していたストの治療と変わりなかった。

マサテコ族の集落に限らず、メソアメリカの先住民の女性は、毎日、育児や家事に追われている。その上、男性に従順であることを求められ、公の場で意見を述べることも許されない。娯楽もなく、ストレスを発散する機会の少ない環境下に置かれている。そんな女性が些細な事件をきっかけに、日常的な仕事ができず寝たきりになってしまう。この状態がススト と呼ばれている。そして、この原因を村人は、悪霊などによって魂を奪われたから、あるいは、驚かされ魂を落としてしまったからだと考えている。

このように家族が病気になると、まず呪医が呼ばれる。医療機関がある村や街でも、医師ではなく呪医が呼ばれることが多い。まだまだ医師より呪医に対する信頼が厚い地域が多い。診察は、普通は病者の家や呪医の家で行われることが多い。まず、家族や病者から、時間をかけて病状を聞いてゆく。その後、ロウソクの炎、話す石(黒曜石)、そして、人間を構成している要素に対応する五色のトウモロコシなどを用いて魂の状態をみる。

そして、診断は、魂を失ったチイ・クン(ススト)、悪意を持った他者が邪術師に依頼し呪いをかけられたス・カーレ(統合失調症)など、といったように神話的世界での出来事として説明される。

診断が下されると、家族と病者に治療期間中の禁止事項が告げられる。性交、肉食、飲酒、踊りなどである。そして、治療開始までに家族は必要なロウソク、コパル(お香)、鶏卵、花などの品々を準備しなければならない。村人にとっては大変な出費だ。

治療は、病者のこころを白紙の状態に持ち込むことから始められる。そのために幻覚植物、特殊な煙草、酒、あるいは感覚遮断などの手法が用いられる。まず、とらわれていた記憶やイメージから解放する試みがなされる。つまり、これらのさまざまな手法でもたらされた被暗示状態下で、呪医が神話的伝承を背景に知りえた事実をヴィジュアルに語る。聴覚に加え視覚が加われば、映画の一シーンを見ているようによりリアリティーを持つ。ススト の場合には、呪医は病人が失った魂を探し、呼び戻す旅に出る。そして、魂を失った場所や邪術師が魂を奪う様子が、あたかも舞台や映画、あるいはパソコンの画面上でファイティングゲームを見ているようにヴィジュアルに表現される。そして、呪医と邪術師との戦いぶりはストーリー性を持ちリアルに語られる。

深夜の丘で、月明かりのもと繰り広げられた治療儀礼を、私はまるで野外劇場で演じられるギリシャ悲劇を観ているように感じた。その時、目を閉ざし呪医の言葉に集中すると、呪医が語る光景が、私の脳裏に波が打ち寄せるように浮かんではサァーッと消えていった。あたかも画面上で行っているように。

このように呪医は、ヴィジョンの中で闘いを繰り広げ、その様子や異常言動の原因を超自然界で生じた事象としてストーリー性豊かに家族や村人に語っていた。この結果、治療者、病者、そして、家族の間で物語の共有がなされる。

一週間に1、2度、回復過程もヴィジュアルに語られる。

こうして恋愛感情や嫉妬心、そして失恋などにより生じたこころの葛藤を、心理的事象としてではなく、その人の分身である動物霊を登場させ、超自然界の事象としてヴィジュアルに描き出し、喪失した魂を無事呼び戻すことにより、身体症状が良くなり日常生活を取り戻すことが可能となっていた。

また、治療には家族を参加させ、ススト になった原因や魂を呼び戻す過程を語り聞かせていた。こうして呪医は突然の社会活動能力の喪失に対する、家族の戸惑いや不安への対応も怠らない。ススト の場合は、私が観察した事例でも、その身体症状や失った日常生活能力の重篤性にもかかわらず、短期間で回復することが多かった。

私は次回の訪問を約束してワウトラ村を後にした。前回同様に、ベッドに横になったままで彼女は手を振っていた。もっともっと多くのことを彼女から学びたかった。しかし、一年後にメキシコを訪れた時、私はサビナの死を知らされた。

第2章　統合失調症の治療——犠牲者と共に呪いと闘う呪医

1. 犠牲者と共に呪いと闘う呪医

当時、私の関心事の一つは、統合失調症（当時、精神分裂病と呼ばれていた）がマヤ人の社会に存在するのか、また、存在するとしたら、日本で見られる症状や予後といかなる差異が見られるのかということだった。私がマヤ地域での調査を開始した1971年頃に、アメリカの研究家がアフリカで統合失調症のフィールド調査を活発に行っていた。そして、西欧化した街ほど統合失調症の発生頻度が高く症状も重いとの報告がなされていた。日本のマスコミでも統合失調症は文明病の代表であるとの位置づけでの報道が多かった。

そこで私は、医療機関がなく呪医が治療を行っていたアヤウトラ村で1973、75、82年の3回にわたり、また、急激な都市化が進みつつあり西欧医学が伝統医学にとって代わりつつあったサンティアゴ・アティトランで1984、85、87、88年の4回にわたって、統合失調症の訪問調査を行ったことがあった。

私がアヤウトラ村で調査を開始して一週間ほど経った折り、

「ドクターが探しているのは、ひょっとしたらス・カーレ(注1)のことではないですか。でも病気(チ・ニィ)(注2)ではありませんが」

と、村役人の一人が遠慮がちに教えてくれた。

もちろんこれらの村で誰一人統合失調症という病名を知る人はいなかった。そこで私は、独り言、自閉、そして、被害的な妄想などの代表的な症状の具体例を挙げて説明していたのだが、私が病気、病気と言っていたので、彼はス・カーレのことを口に出しそびれていたというのだ。こうして、このアヤウトラ村で12名のス・カーレと呼ばれている村人を訪ね、その内の6名が統合失調症であることが明らかになった。そして、最初の統合失調症者セシリア・ロペスさんに出会った。

セシリアさんは当時45歳の独身女性だった。同胞4人中の第二子、次女。18歳になった頃に、他村に奉公にやられ、主にコーヒーの実を摘む仕事をしていたが、2年後に突然帰ってきたという。それからは、外出を嫌い、家で刺繍や織物をして過ごすようになった。

彼女が36歳の時、家族で隣街オヒトランへ祭りの見学に行き、そこで酔っ払いに絡まれ、それ以後、彼女は、誰かがいつも口笛を吹いているなどの奇妙なことを口走り始めたとのことだった。さらにその2年後、父親の死亡を契機に状態は悪くなったとのことで〝誰かが金を盗みにくる、家を壊そうとしている、自分の悪口を言っている〟、などとよく怒り、まったく仕事をしなくなった。そして、この時初めて呪医シュタ・スヒ・ヴェンダが呼

(注1) おかしな人、奇妙な言動がみられる人の意。

(注2) マヤ人は、人間の体は本来、五要素から構成され、そのバランスの乱れが魂の状態に影響する、時に魂を損ない病になったり、死亡すると考える。ただ現在、呪医や村人の多くは、病の原因を、1. 魂が損なわれること、2. 人間を構成する三要素(冷たい/熱い、乾燥/湿潤、強い/弱い)のバランスの乱れによる、と二分して説明する。

ばれ、ス・カーレと判断された。ス・カーレとは呪いの餌食にされた憐れな犠牲者のことを意味し、それからは家族の者や隣人は、彼女を手厚く世話し始めたとのことだった。

1973年に私は初めてこのセシリアさんを訪問した。

私の質問に彼女は、

「私はどこも悪くない、誰かがいつも口笛を吹いているみたいだ。よく物が毀れ落ちる音が聞こえる、誰かに後ろから追い掛けられる」

などと、この時はあまり機嫌が良くないようで、厳しい表情で顔を上げることなく、質問には言葉少なく、断片的に答えてくれた。

同居中の妹さんは、姉はいつも訳のわからぬ独り言を呟き、自分の悪口を言ったとよく怒るのですよと、笑いながら説明してくれた。

1975年、第2回目の訪問時、セシリアさんは義妹の古い家を借りて独りで暮らしていた。私たちが訪ねると、日本の農家の藁小屋を思い出させる薄暗い室内で、積み重ねられたサトウキビの上に横たわっていた。私たちの訪問に戸惑いながらも、驚いたことに小さな木の椅子をすすめ、私のことを覚えていると言った。

2年前よりは口数も多く、「調子はどうですか」との私の問いに、やはり断片的に、

「前のように物忘れをしなくなった」……「頭が痛み、酔っ払ったようにフラフラして空に浮いているみたいだ」……「誰かが私を呪って悪い呪医ファ・チャに依頼したのでこんな状態になってしまった……」

「その原因は」と訊くと、

「どうしてだかわからない」

などと答えてくれていたが、意味がわからぬ内容も多く、次第に興奮してきたので私は質問を中止した。

義妹の話では、時には根拠の無いことを言い、以前の住まい跡を徘徊したりするが、最近では以前より落ち着

いていることが多くなった、気が向くと畑で働いたり、薪を拾ってきたりして手伝っているとのことだった。

この後、セシリアさんは数回、呪医シュタ・スヒ・ヴェンダの治療を受けている。

1982年、私は第3回目のインタヴューを行った。

この時セシリアさんは、

「今は何も気分は悪くない、少ししか働けない、これがすべてだ」……「遠くから男や女の声で〝お前はス・カーレだ〟と聞こえてくる」……「この前は確かに誰かが悪いことを企んでいた」「それで、しゃべれなくなった、何もできなくなった」……「今は無くなった」「ファ・チャにそうされたのだ」……。

と、ひと言ずつ考えるようにぽつりぽつりと話してくれた。

彼女は小さな小屋に独りで住み、気が向くと少し畑で働き、食事など身の回りのことは親や兄弟に助けられて生活していた。

このように、話の内容は滅裂で、しかも被害的な幻覚や妄想によって家族の者や隣人が悪口を言ったなどと怒り興奮することもあったが、呪医シュタ・スヒ・ヴェンダがセシリアさんをス・カーレだと断言した後は、村人の態度が変わり、彼女は呪いでス・カーレにされた気の毒な犠牲者だと言われ、温かく見守られていた。

ス・カーレの治療

アヤウトラ村でのス・カーレの治療は、チイ・クン（ススト）の治療と大差がなかった。

混乱状態や異常言動などがみられ、ス・カーレと判断されると呪医による治療が行われていた。まず治療前や治療期間中は、すべての治療に共通するのだが、関係者は性的行為、飲酒、肉食、そして、踊りや歌を禁じられる。そして、治療は深夜に神聖な大地（場）で行なわれる。神聖な大地（場）は木の枝で描かれた四辺形の場で、東西南北を示す四隅には俎のような板の台が置かれる。これは大地の主（神）の食卓で、各々の台に鶏が一羽、鶏卵3個、それに古代マヤの貨幣であったカカオの実などが供えられ、さらにロウソクと香炉が並べられる。香煙が立ちあがると、呪医はス・カーレと共に聖なる四辺形の中央に座り、幻覚キノコなどの幻覚植物を一緒に食べる。

呪医は整然と太陽、月、そして、風などの彼らの神々に病を癒す力を貸し与えるように祈り、やがて赤（東）の方位を示す隅から反時計回りに、呪文を唱えながら、四辺形線上で最初はゆっくりと、そして、次第に軽やかに単調なリズムで踊りだす。しばらくして、再び聖なる場の中央に戻った呪医は、目を閉じ黙想する。こうして、特殊な精神変容状態下で超自然界へと赴き、大地の主などの力を借りて癒しを行う。一方、ス・カーレは奇声を発し、悶え苦しみ始める。つまり、幻覚・妄想状態で苦しんでいる病者に幻覚キノコなどの幻覚物質を与え、さらなる興奮・混乱状態から朦朧状態に陥る。

チイ・クン（ススト）の治療は、魂が失われた場所や原因を探し、その魂を呼び戻すことにあったが、ス・カーレの場合は、呪いをかけた邪術師と闘い、呪いを取り除くことに力が注がれた。

呪医はまず、村人が自分の悪口を言っている、誰かが私の財産を盗もうとしているなどといった、ス・カーレがそれまで抱いていた悪意ある幻覚や妄想を一旦メチャクチャに壊す。ここでも邪術師の姿や、その邪術師の呪いを取り除くための闘いの様子が、ヴィジュアルに語られる。そして、それが邪術師の悪い力によって生じたことを何回も何回も繰り返し病者に説明してゆく。悪口を言っているのは隣人ではない、村人ではない、邪術師が隣人に呪いをかけてそう言わせている、物を盗ませたのも同様だと。こうして、統合失調症の異常な言動に対して新たな意味づけがなされる。

呪医の言葉の力によって、話を聞いていた家族は、悪いのは邪術師だったのだ、病者は呪いの犠牲者だったのだと納得し、病者の日常生活への支援を約束する。

こうして家族を巻き込んで呪医（治療者）は、ス・カーレ（病者）と協同で、現実的なストーリーへの書き換えを、つまり、リ・ストーリング、リ・ヴィジョンを行う。この結果、悪意に満ちた幻覚妄想状態に振り回されていた病者が、その原因を明らかにされることによって、新たな解釈に納得して安心感が増大して苦しみが軽減する。このことは統合失調症の初期の困惑状態に特に顕著であった。神話的体系化によって、観念内容とそれに伴う感情の不釣り合いが解消され安定した精神状態となる。

このように伝統的なス・カーレの治療は、幻覚剤の中枢神経への作用を巧く利用した個人精神療法的な効果ばかりでなく、病気と結びついた社会的緊張もうまく解消していた。

こうして、病から生じた異常体験は、説明により社会的に承認される現実の一部とされ、「個人」「家族」、そして「社会」における関係が修復される。その結果、混乱状態にあった病者の精神的再統合が図られ、社会的逸脱行動は少なくなり、村人の温かい援助のもと、共同体の一員として社会に復帰することが可能となる。マヤの伝統的な治療には、家族の対応や日常生活を取り戻すためのリハビリを含めた、高度な統合失調症の治療技術が内包されていることがわかった。

近代化の波に翻弄される統合失調症者

グアテマラの地方自治体サンティアゴ・アティトランは大きなマヤ人の集落だったが、「村」との呼称が私の感覚的にぴったりくる。したがって、本書でも村と記している。しかし、私が初めて訪れた時から村の人口は2万人を超え、さらに現在では6万人を超えているグアテマラのマヤ人の商業の中心地であるムニシピオだ。(注1) 小学校があり（現在は中学校もある）、医療保健施設としては、日本の保健所にあたる健康センター・セントロ・デ・サルーと、米国の援助で建てられた診療所（クリニカ）・サンティアアギィータがあった。健康センターでは、社会奉

（注1）ムニシピオ（スペイン語：municipio）は、地方自治体の最小単位である基礎自治体を意味する。

仕を義務付けられている医学部6年生（パサンテ）が一人派遣され、診療にあたっていた。また、サンティアギィータ診療所には、数年交代で米国から若い看護師が所長として派遣されていた。そして、その所長のもとで女医1名を筆頭に薬剤師、6、7名の看護師が働いていた。これらのスタッフは全員マヤ人だった。この他、個人経営の薬局がたくさんあり、住民のほとんどは、病気になると、この薬局で購入する薬に頼っていた。

2. 変わりゆく伝統治療

コンセプシオン・アルバラルドとの出会い

「ドクトルが探しているような人を知っているそうじゃ。19歳位の娘で、教会の前で泣いたり笑ったり、普段は頭を両手で抱え込んでしゃがみ込んでいる。ひどい時は頭から布をすっぽり被って道端でうずくまっているとのことだ」

1984年8月21日、私はサンティアゴ・アティトランに到着すると、まず役場に国から任命されたアルカルデ（市長にあたる）を訪ねた。幸運にもこのアルカルデが、国立サンカルロス大学民俗学研究所で紹介された研究者ヴィジャトロに求婚していた。私が、こころを病んだ人、特に私たちが統合失調症と呼ぶ人に会いたいとアルカルデに申し出ると、さっそく数人の役人が呼ばれた。もちろん、彼らは統合失調症という言葉を知らなかった。私はアヤウトラでこのような反応を経験済みだったので、統合失調症の症状を簡単に説明すると、翌日、私が話した症状通りの若い娘、コンセプシオン・アルバラルドがいるとの知らせが入った。

「ただ、コンセプシオンは言葉がしゃべれない、それでも会ってみるか」

と、アルカルデは私の方に顔を向けた。

「是非会わせてください」

間髪を入れずに私がお願いすると、アルカルデはベナードを走らせた。

アルカルデは頭髪が薄くなった書記官と、ベナード（鹿）とあだ名をつけられた小間使いをいつも従えていた。ベナードは30歳過ぎのやや細めの男で、あだ名の通り実に素早い。アルカルデの命令を聞き終わらぬうちに飛び出したかと思うと、いつの間にか戻っている。

こうしてメキシコのアヤウトラ村と同様に、コンセプシオンさんのようにこのサンティアゴ・アティトランでも非常識なことを言ったり、行ったりするチョ・ホロ・ナクと呼ばれる人がいることがわかった。

「コンセプシオンは2、3日前からサンティアギィータ診療所にいることがわかりました」

ベナードが直立不動の姿勢でアルカルデに報告した。

私はさっそく訪問することにした。

街の中心部を離れると、典型的なツトゥヒルの家並みが続くようになる。石垣で敷地が囲まれ、その内で鶏や豚がのんびり寝そべっている。壁はアドベ造りか、あるいは腰の高さまで石を積み、その上に竹を並べ造られたもので、屋根は葦葺きだ。大きな水瓶を頭にのせて運ぶ女や、薪などの荷物を額で支え背負う男たちと何度かすれ違った。15分ほど歩くと、右手にアティトラン湖が広がった。10メートルほど下の水辺で女たちがトウモロコシを洗い、あるいは洗濯に精をだしている。湖面では男たちが3メートル足らずの小舟から釣り糸を垂らしている。

診療所はスマートな建物ですぐにわかった。周囲に十数件の民家があり、庭先で真っ裸の子どもたちが遊んでいた。サンティアギィータ診療所は米国の援助で、貧しい住民のために建てられたものだ。私の目的を聞くと、所長はアンヘリカ医師を呼んだ。私たちは伝統的な民家造りの病室に案内された。米国の援助で建てられた病棟にしては、非近代的だと不思議がっていると、

「カンペシーノ（農民）はコンクリートの建物では落ち着かないようなので、民家と同じ造りにしていただきま

した」

と、私の驚きの表情を察してアンヘリカ医師が説明した。サンティアギィータ診療所は村役場の隣に設けられた政府の診療所にない温かさがあった。

「彼女がコンセプシオンですよ」

反射的に病棟の軒下に目をやると、髪にかわいい草花をさした、19歳という年齢より若くみえる娘が、独り言を呟きながら自分の髪をいじっていた。

「コンセプシオンさんは言葉を話せないと聞きましたが」

「そんなことありませんよ、なかなか人と話したがりませんが、私には話します」

と教えてくれた。

これが、私とコンセプシオンさんとの出会いだった。

【事　例】

コンセプシオン・アルバラルド、19歳、独身、女性、発病して約3年が経過。

コンセプシオンさんは四姉妹の末っ子。3、4歳時に母親を亡くした。父の再婚後間もなく、彼女は村にあるカトリック教会の施設『子どもたちの美しい家』にあずけられ、10歳頃までそこで育てられた。その頃はひとりで遊んでいることが多かった。その後、兄の家に引き取られたが、16歳頃から理由もなく泣いたり笑ったり、あるいは、道端で頭を抱えてしゃがみ込んでいる姿がみられるようになった。最近ではあまり兄の家には寄り付かず、村中を徘徊しているとのことだった。誰かが邪術師（ア・ヒ・ツ）に依頼して、彼女に呪いをかけたので、チョ・ホロ・ナクになった。それで言葉が通じなくなってしまったと、村人は信じていた。彼女はすでに、3年前から何度か呪術師サホリンの治療を受けていた。

何やらブツブツと独り言が止まないコンセプシオンさんの横で、私はしばらくアンヘリカ医師と話しながら様子を見ていた。彼女が左手で頭から顔の左半分を抱えかくすようにして蹲っているので、まずその理由から聞くと、

「人が頭を叩きにくる、悪口ばかり言っている」「それで、ひどい時は頭から布を被っているのだ……」

と、彼女は視線を空に据えたまま呟いた。

さらに、頭が痛む、酒で酔っ払ったみたいだ、頭が痛むと眠れない、死者のみが眠る、母が一緒の頃はよく眠れた、母は死んだ、夢の中で母がどうこうしろと私に命令する、……水が押し寄せてくる、水の力で私は動かされる、といったように、話の内容が少々突飛なものだったが、初めてのインタヴューに対して予想以上に回答してくれたことを私が喜んでいると、

「今日は大変気分が良いようです。でも、コンセプシオンが話すのは、私と、あとは本当に一部の人に限られているのですよ。それに、診察を受けにきた村人が横で話していると、自分のことを悪く言っていると怒るので、止めるのが大変です」

と、アンヘリカ医師は笑いながら教えてくれた。

コンセプシオンさんへのインタヴューの中で、

「私はチョ・ホロ・ナクにされたのだ」

と、断言する彼女の言葉が妙に私のこころにとまった。私が、〝おかしな人〟の言葉から連想するイメージと、コンセプシオンさんや村人が語る〝チョ・ホロ・ナク〟とはどこか違うのだ。しかも、チョ・ホロ・ナクになった原因を訊くと、彼女は、

「(自分は)昔、大変美人だった。それを妬んだ隣の人が、邪術師(ア・ヒ・ツ)に頼んで私をチョ・ホロ・ナクにした。その人は死んでしまって今はいないけど、私の写真を使って呪いをかけた」

と、ポツリ、ポツリと表情を変えずに私に説明した。

ツトゥヒル人の呪術師は3つのタイプに分けられる。司祭者や予言者としての機能を果たす呪術師（サホリン）、呪医（アフ・クン）、そして、呪いをかけて人を病にしたり、殺したりする邪術師（ア・ヒ・ツ）だ。一般的に、ア・ヒ・ツは、洞窟などの秘密の場所で鶏の血や、ロウソク、最近では写真を用いて呪いをかけると言われていて、コンセプシオンさんも写真を用いて呪いをかけられたと信じていた。そのためか、写真を撮らせてもらえないかと私は何度か頼んだのだが、彼女の許しを得られなかった。

村人が異常行動を示すと、病の場合と同様に、呪医（アフ・クン）が呼ばれていた。コンセプシオンさんの場合も、兄の依頼で呪医（アフ・クン）が呼ばれ、チョ・ホロ・ナクと判断された。その結果、コンセプシオンさんは恐ろしい呪いをかけられた、憐れな犠牲者だと言われるようになった。それ以後、彼女は兄の家族や隣人に身の回りの世話をされた。また、彼女の呪いを取り除くための呪医による治療が繰り返し行なわれたので、家族はコンセプシオンさんの状態が随分良くなったと考えていた。しかし、兄たちの子どもが増え、呪医（アフ・クン）の治療を受ける経済的余裕が無くなったために、コンセプシオンさんの状態は再び悪化し、甥や姪と些細なことで喧嘩しては、家を飛び出し、帰らなくなってしまったのだそうだ。

幸いなことに、コンセプシオンさんに嫉妬し邪術師（ア・ヒ・ツ）に呪いを依頼したと考えられていた隣人はすでに死亡していたので、両者の間で直接トラブルになることはなかった。このように、呪医（アフ・クン）の口から具体的に呪いの依頼者の名前が挙げられるのだが、依頼者は正体不明の人物や、すでに死亡した人物であることが多い。問題の解決は、呪いの依頼者への復讐にあるのでなく、あくまでも邪術師（ア・ヒ・ツ）と対決し呪いを取り除くことにあった。

8月23日、2回目のインタヴューを終えた時、アンヘリカ医師が、

「ドクトールの診断では、彼女はいかがですか」

と訊ねてきた。

「統合失調症の一つのタイプですね」

私は反射的に答えていたが、その言葉が妙に虚しく自分に返ってきた。そしてこころの内で、いや、コンセプシオンさんはチョ・ホロ・ナクだ、それ以外の何物でもない、と自分に向かって繰り返し呟いていた。

8月26日

「コンセプシオンがグアテマラ市の精神病院に送られそうなのです。何とか力を貸してください」

サンティアギィータ診療所の若い看護師が、下宿先で昼食をとっていた私のもとに息を切らして駆け込んできた。

小学校の校長が、コンセプシオンさんが学校の回りを歩き回るので授業の妨害となる、また、若い者を誘惑して性病をうつす危険がある、などの理由でアルカルデ（村長）に強制入院の措置をとるよう要請したのだ。それを聞いた診療所のスタッフが決定の中止を申し入れ、村役場で会議が開かれることになった。それで専門家である私の意見を述べてほしいというのだ。

小学校の校長は、政府から任命されたアルカルデに次ぐ村の有力者だ。これは大変なことになると思いながら、私は会議に参加することにした。その時は、あいにくアルカルデは不在で、書記官が議事を進行することになった。書記官が校長の要請書を読み上げた。それを受けて、診療所を代表してアンヘリカ医師が立った。

「コンセプシオンが若者を誘惑したという事実があるのでしょうか。もし起こりえるとしたら、逆に若者たちからの性的な暴力ではないでしょうか。それに彼女は性病に罹っているとは考えにくいので、本日血液検査を実施しました。もし性病をもっていれば私の診療所で治療しますが、いかがでしょう」

アンヘリカ医師は冷静に反対意見を述べた。

一方、猛烈な反対にあって少々興奮気味の校長は、

「性病は早急に治療してもらうことにしても、コンセプシオンは朝の5時から訳のわからぬことを叫んでいる。生徒の学習の邪魔になる。とにかくグアテマラ市の精神病院に送るのが一番良い」

校長は、よそ者はよけいなことを言うなといかにも腹立たしげに書記官に処置の決定を迫った。

この言葉に刺激された若い看護師が、

「グアテマラ市の病院では言葉が通じない。それで病が治せるのでしょうか。せっかく診療所で幸せそうにしているのに」

と、抗議した。

議論は平行線を辿るばかりだった。そこで、専門家の意見を聞きたいとアンヘリカ医師が提案した。

私は校長の厳しい視線を浴びながら、コンセプシオンさんは、私の診断では精神病の一タイプである、治療として薬物療法も考えられるが、医師との信頼関係が成立していないと不可能だろう、なかなか人と話さない彼女がアンヘリカ医師に気を許しているのですから……と、そこまでは冷静に述べたが、

「コンセプシオンさんにとって、この村の診療所以上に相応しい治療環境はないと思います」

と、少々感情的に発言してしまった。診療所のスタッフの熱意が、私にそう言わせたのだろう。

校長が私を睨んだが、アンヘリカ医師が、

「私はできる限りの治療をします」

と言い、アンヘリカさんの家族も、

「母親がいないし、子どもが多くて思うように世話をしてやっていませんが、これからは努力します」

と、遠慮気味に訴えた。

結局、彼女は村に残されることになった。会議終了後、診療所のスタッフは私のもとに駆け寄り、涙を浮かべ

感謝の意を述べた。

コンセプシオンさんの問題は、とにかく表面的には無事解決された。

翌1985年8月、私はコンセプシオンさんに第3回目のインタヴューを行った。

彼女は、週2回父の家に帰り、そして残りの日々は診療所で世話になっていた。症状にたいした変化はみられなかった。

さらに1988年の訪問時、普段は兄の一人から世話をされており、時々診療所を訪れるといった生活をしていた。そして、空笑、独語、異常言動は少なくなり、家事を手伝っていた。家族やアンヘリカ医師は、今年に入って状態が良くなったと喜んでいた。

失われつつある呪医の言葉の力

私は、この第1回目のコンセプシオンさんの訪問を契機に、アンヘリカ医師と知り合い、その日からさっそく、チョ・ホロ・ナクと呼ばれる人を訪ねて家庭訪問を開始することとなった。

8月21日の午後、私はアンヘリカさんと助手の3人を伴ってジープでチャカヤ村に向かった。チャカヤ村はサンティアゴ・アティトランの中心部から6キロメートルほど離れた郊外の、人口約500名の小集落だった。右手にアティトラン湖を眺めながら、でこぼこ道を進む。道の両脇にはコーヒーの樹々が並んでいた。チャカヤ村には、清潔な学校と、なぜか使われていないクラブハウスがあった。車が入れる道は、セスナ機が着陸できるように草原を整地した簡易飛行場（カンポ）で途切れていた。ジープを止めて前方をみると、山道が急斜面に伸びていた。その斜面を登りつめたところに小学校があった。十数人の子どもが広場で遊び、傍らで一人の女性が小麦で造った飲み物を作り、子どもたちに飲ませていた。アンヘリカ医師は週に1回、この村に診察に来ていて、村人たちに尊敬されていた。村の健康改善委員が2人待ち受けていて、その1人が私の調査を手伝ってくれることになった。
その日私が訪ねた、チョ・ホロ・ナクと呼ばれている1人目の村人は、農業用のマチェッテ（蛮刀）を持って暴れるという男性だった。彼の家の庭先にはアドベ造りのテマスカル（蒸し風呂小屋）があった。この男性は、夜には台所の横に作られた小屋で一人寝ているとのことだった。彼は家族と一緒に寝たいと言うが、意味のわからないことを言い、時に暴れたりするとのことで、家族から避けられていた。全身けいれん発作が見られる、てんかんを合併した統合失調症の事例であることが判明した。2人目も、けいれん発作と知的障害を合併した男性で、けいれん発作を生じる人も、彼らの言う、チョ・ホロ・ナク（おかしな人）の範疇に含まれることがわかってきた。

てんかんは、古代ギリシアやローマで神聖病と呼ばれていた。「突然倒れて全身がけいれんする状態を、当時の呪術的世界観から神の意思が働いて生じたものと解釈されていたからだ。その治療としては浄めや祈祷が行われていた。これに対してヒッポクラテスが、この病気は特に神的でも聖なるものでもなく、自然の原因で起こると神聖病説を批判したことは有名だ」（『世界大百科事典 第2版』（平凡社）「神聖病」より）。このように、西欧医学的な知識がない時代、てんかんは、発作開始時にてんかん放電が大脳の両側にわたり広範囲で起こる全般発作時の激しい全身のけいれんから、狐憑きに代表される「憑き物」が憑依して生じる超自然界の現象と考えられていた。

現在のサンティアゴ・アティトランでのてんかんのけいれん発作のとらえ方も、これに通じるところがあると考えられた。私は、てんかんに関するマヤ伝統医学に関する知見に乏しく、結論は今後の研究による。

この後も、けいれん発作が見られるチョ・ホロ・ナクと呼ばれる多くの村人に出会った。私は保健省の友人に検査を依頼し、後日、頭部CT検査で、このけいれん発作(注1)の多くが、回旋糸状虫の虫卵によって脳内に生じた腫瘤が原因で脳を圧迫して生じることがわかった。汚染が進む湖水を飲料水としていることが原因と考えられた。

翌日8月22日は、アンヘリカ医師の実家があるサンペドロ・ラ・ラグナでの調査となった。サンペドロは、早くから外国人観光客を受け入れていることで有名だった。私は初日から、彼女が定期的に診療に訪れている健康センター（セントロ・デ・サルー）で、チョ・ホロ・ナクと呼ばれる40～50歳と思われる男性に出会った。彼は髭を伸ばし放題で、湖での水浴もしないので家族が困っていた。彼は数カ月間まったく働かず、夜に1、2時間外出することはあるが、それ以外は、小さな家の中にこもっているそうだ。彼の両親も同じ病気だったと、健康センターの人が説明してくれた。私が、「なぜ働かないのか」と彼に尋ねると、彼は「働くと病気が悪くなる」と淡々と答えた。また、外出すると悪さをされる、被害にあうなどの被害的な内容の幻聴や妄想の存在が彼に認められた。過去にサンペドロにある病気などの治療に力を発揮する守護神サン・シモンの家で、何度か治療を受けたがまったく効果が見られなかった。それで、呪医（アフ・クン）に連れられ、サンティアゴ・アティトランの守護神マシモンの家で3回治療を受けたが、状態は変わらなかったと残念がっていた。彼は、今は何の治療も受けていないとのことだった。

キリスト教の影響を受けたサン・シモン信仰は、アティトラン湖畔の集落で始まったと考えられているが、現在グアテマラ市郊外の村々に至るまで、病気やあらゆる悩みを解決する力があるとして広く信仰されている。アティトラン湖畔の集落ではまだマシモンがサン・シモンよりも病気を治す力が強いと信じられている。

私はサンティアゴ・アティトランに帰り、チョ・ホロ・ナクと呼ばれる人への訪問を続けた。

ある30歳の男性は、働かなくなって約9年が経過していた。独語、幻聴、作為体験が顕著な、典型的な統合失調症の病像を呈していた。彼は、こんな状態になったのは兄の呪いが原因だと考えていた。彼は呪医の治療を受

（注1）けいれん発作の要因の一つにオンコセルカ症（英：Onchocerciasis）がある。オンコセルカ症は、ハーロウフィラリア科寄生虫である回旋糸状虫の感染が原因とされる病気だ。中南米やアフリカのナイジェリアやエチオピアで感染者が多く、症状には激しい痒み、皮膚の腫れ、そして、失明がある。オンコセルカ症の研究家・眼科医にメキシコ・チアパス州でお世話になったことがあり、この時の知識が役立った。

けて落ち着いていたが、一時興奮状態となったため、グアテマラ市の精神病院に移されたという。彼の家族は、入院治療を受けさせたのだが全く良くならなかった、それで家に連れて帰ってきた、と訴えた。

また、40歳の男性は、自閉的な生活を続けるようになって、すでに10年近く経っていた。思考内容は滅裂で、無為・無関心な状態が見られ、働かず、自分の身の回りのことすら十分にできず、家族が困っていた。お金がないため、これまで呪医や診療所での治療を受けられなかったので、原因がわからない、病気も良くならないと嘆いていた。

このように訪問を続けることで、チョ・ホロ・ナクと呼ばれる人には、統合失調症の症状を有する人が多いことがわかった。彼らは、お金がなくて呪医の治療が受けられなかったり、興奮状態になると村役場の勧めでグアテマラ市にある精神病院に送られることが多くなっていたが、精神病院で治療を受けて症状が良くなったとの報告はあまり聞かなかった。またたとえ、彼らが薬物治療を受けて症状が軽快して、サンティアゴ・アティトラン市に戻ったとしても、ほとんどの家族には薬物治療を継続する経済的な余裕はなかった。

1994年9月に、私は再び統合失調症の調査で現地を訪問した。そして、9月3日に、私はグアテマラ西部のカントン・パシュトカ・トトニカパンを訪問する機会を得た。トトニカパンは、人口3、011名で、キチェ語を話す集落だった。村長の話では、医療機関は健康センターにある診療所のみで、医師1名と4名の健康改善委員が働いているとのことだった。

私が村長に呪医のことを訊くと、

「この村に2、3名はいるが、詳しくはわからない、村人は呪医のことを秘密にするので。それに、彼らは村の医療にはかかわっていない」

と、ぶっきらぼうな返事が返ってきた。

村長が帰った後に、通訳をしてくれた健康改善委員の人が、

「村では病の治療は、今でも呪医が中心に行っています。特にススト、ネルビオ(注1)などは呪医が治します。お産もマヤのコマドロナ（産婆）に依頼します。診療所に行くことはめったにありません。お医者さんもいないことが多いので」

と、こっそり私に教えてくれた。

地域によって話す言語が変わっても、病気の治療に関してはあまり変わりないことがわかった。では、この村での統合失調症の事例を2例挙げることにする。

【事例①】

フォセ・イサトック、25歳、男性、独身。

フォセの家は、村の中心部から歩いて約15分の坂道を登りつめたところにあった。アドベ造りの一間で、家財は特になく、隣の小屋で唯一の財産といえる牛が一頭飼われていた。庭先には家を補修するためのアドベ・レンガが、天日に干され積み上げられていた。家の増築と修理用だ。村でも一番貧しい暮らし振りだった。フォセは7人兄弟の長男で、弟が5人、妹が1人いた。私が訪問した時、フォセは親戚のトウモロコシ畑で手伝いをしているとのことで、家には母親と小さな子どもが1人いた。帰りを待つ間、私はフォセの母親に彼のことを訊いてみることにした。

彼は、3年間小学校に通った。「ちゃんと勉強していた」と言う。また、17歳まで普通に家族や村人と話し、働

（注1）ネルビオ：ネルビオは、中米の多くの地域で用いられている頭痛を主としたさまざまな心身の不調を表現する言葉として用いられている。

いていた。ところが、18歳になって自分勝手な振舞いが目立つようになった。とめどもなく話したり、夜に出歩いたりするようになった。息子はおかしくなってしまった、と母親は嘆いた。

さらに詳しくその時の様子を訊くと、

「ある日、息子が草葺きの屋根の上から、獣が家に入ってきたと言い出しました。その獣が吠えて息子を驚かせた。私にはその獣が何かはわかりませんでした。悪い霊が動物の姿になって脅かしに来たのだと思います。息子は、その声に驚いて記憶を失ってしまいました。頭が変になってしまったのです。それからは、友達を恐れるようになって、外に出なくなりました」

「その時に転んで頭を打ったりしなかったですか、高熱が出たりしなかったですか」

と私が口を挟むと、

「なかったです。ただ脅かされただけです。体に異常はなかったです。15歳頃から、小学校にも通って勉強もできていました」

さらに、

「その時に、治療を受けたことは」

「2回、呪医の治療を受けましたが、良くなりませんでした」

「そのほかの治療は」

「シェラ（県庁所在地）で、息子は治療のために教会で行われている祈祷を受けると言って何度か一人で出掛けて行ったことがあったのですが……、医者の治療は受けたことはないです。村の青年が注射を打ってくれたのですが、何も変わりませんでした」

それからは、意味のないこと、わからないことをしゃべるようになってしまった。空笑がみられるようになり、今も続いている。お金がないので、その時以来、医者はもちろんのこと、呪医の治療も受けていないということだった。

そんな話をしているうちに、フォセが帰ってきた。

「こんにちは」

挨拶の後、私は日本から来たこころの病を専門とする医師であると自己紹介をした。

「気分は悪いですか」

と訊くと、
フォセは首を傾げながら、

「はい………何も悪いことない、…………何も感じない」

空笑を交えながらぽつりぽつりと質問に答えてくれた。

「何か声が聞こえたりしますか」

「はい」

「それは誰かがしゃべっているのですか、それとも頭の中から聞こえるのですか」

「いいえ……」

「家の人に、腹が立って怒ったりしますか」

この質問を契機に彼が黙ってしまったので、フォセの弟に尋ねると、

「家の者の言うことを聞かない。例えば、夜に出歩くのを止めようとすると、怒って叩きに来ます。普段は、私や父に怒ることはないのですが。教会の周りをうろうろし、石を食べようとするので仕方なく止めようとすると、叩きに来ます。取っ組み合いになったこともあります」

と、困り顔で説明してくれた。

彼が通っていたという、教会での治療（祈祷）のことを尋ねようと、もう一度フォセに尋ねると、

「今は行ってない。今も教会の集会所から電報が送り続けられている……」

意味不明なことをぼそぼそと語り始めた。それで、

「眠れますか」

と話を変えたが、横から弟が再び答え始めた。

「まったく眠りません。夜間にずっとしゃべり続けて、歩き回るので困ります。外に出て、誰もいないのに、暗闇に質問をしたり、話し掛けています。疲れると休んで少し寝て、また意味のないことを話し始める」

「お酒は飲みますか」

「20歳頃には少し飲んでいた。一週間に一度くらいで、少量です」

「外に出て怖がることは」

「ないです。夜中にシェラまで勝手に行くのだから、夜に出歩くのも怖くないのだと思います」

フォセは2年前から、夜中に急に起き上がって、外出することが目立って多くなったとのことで、

「ある真夜中の2時に、家を飛び出し遠出したことがあった。一人の青年が、兄に行こう行こうと声を掛けてきたらしく、兄は別に行きたくなかったが、隣町まで数時間歩いて、教会に行ったそうです。そして、しばらく寝て帰ってきた。朝の7時に帰ってきたのですよ。……兄が夜出てゆくのはおかしくなったからです。蛮刀を持って、夜に山にも出て行きます。兄を探しに行って、連れ戻すのが大変です」

そんな弟の説明を、フォセは表情一つ変えずに黙って聞いていたので、私は彼に、頭が痛くなったりしないか、食欲があるかなどを訊くと、頭は痛くないし、食欲もある、と答えた。

「耳元で人の声が聞こえてくるのですか」

と、確認すると、

「ハイ……以前は働かなかった、今は働く……そう話した、……彼とは終わりです……」

と、内容が滅裂になってしまった。

フォセの家族は、彼の夜の徘徊には困ると不平を述べるが、今は、ミルパ[注1]（トウモロコシ畑）で時々働いてくれるし、こんな状態になったのはススト のせいなので仕方がない、フォセは悪くはない、と寛大な態度だった。

【事例②】

マグラレナ・ガルシア、16歳、男性、独身。

父は45歳、母は40歳、3男3女の貧しい農家の長男として生まれた。母と本人はマヤ語のみで、スペイン語は話せない。

私の訪問時、マグラレナは父親と母親の傍で、首を傾けて無表情で座っていた。

「どこか体の悪いところは」

と、質問を開始すると、

「ない」

「頭痛とか、肩の痛みは」

「ない。痛いところはない。……以前お腹が痛くなった」

淡々と質問に答えてくれた。

眠れるかの問いに頷き、働けますかと訊くと彼はハイと答えたが、父親は、

「働かすのには骨が折れる。家族が働きなさいと叱った時には働くが、言わないとまったく働かない。仕事がう

（注1）ミルパ農法：トウモロコシの他、カボチャ、トウガラシなどを栽培する。基本的に焼畑農耕であったが、最近では農薬や化学肥料も使うことが多くなった。村人は今でもトウモロコシ畑をミルパと呼んでいるところが多い。

まくやれないので働かないのだと思うが、困ったものだ」

と、不満の表情を露わにした。

それから会話が続かなくなったので、彼の様子を母親に訊くことにした。

「ある時は働くのですが、ある時には全く働かなくなります。おそらく人と会うのが嫌なのだと思います。父親が誘うと時々働きに出るのですが、たいていは嫌がります。ミルパでの仕事がきついからでしょう」

そして、父親が彼を無理に働きに連れ出そうとすると、調子が悪くなり、ひどく怒って、父親に殴りかかったこともあったと、母親は困り顔で話した。

「夜は寝ていますか」

「夢をみて、よくしゃべっています。眠っているのだと思います。眠りながらしゃべり続けています。きっと夢をみているのだと思います。それで夜通ししゃべり続けています」

困るのは、道を歩いていると村の若者が、彼を馬鹿にして叩いたりすることだと付け加えた。こんな状態になったのはなぜか、はっきりとはわからない。数年前からこの状態で、最近は理由もなく怒り、兄弟を叩き始める、と母親は肩をすくめた。

「彼は、昼間も意味のない独り言をしゃべっていますか」

との問いに、「ハイ」と答えた母親は、彼は訳のわからないことを言っていることが多いが、道でいじめた連中に、報復したい、やっつけてやりたい、などとはっきり言うこともある、と説明した。

さらに、母親が話す内容はよくわかっていると言うので、横で黙って首を傾げ立ち続けているフォセにもう一度話し掛けてみた。

すると、悪口を言う声が聞こえると言い始めたので、それが家の外からなのか、耳元からなのか、それとも頭の中で聞こえているように思うのか、私がもう一度尋ねると、

「頭の中から、男の人の声」

「神の声は聞こえないですか」

「わからない」

外出したり、畑に行くのは怖いですかと訊くと、「怖い時もある、誰かが追っかけに来るから」と返事が返ってきた。また、医者や呪医の治療を受けたことがあるかを訊くと、

「一回も受けてない」

と言ったが、横から母親が、

「お金がなくて連れて行けなかったのです。今も連れて行きたいのですが」

と言うので、

「診療所と呪医のどちらに連れて行きたいのですか」

と訊くと、

「呪医の所に連れて行きたい」

と、母親ははっきりと答えた。

最後に、息子さんの状態をどう思うかと母親に訊くと、

「息子のやっていることはおかしい。兄弟を叩くのは良くない、普通ではない。お金があれば呪医の治療を受けさせ、薬局で薬を買うことができるのに」

と、嘆いた。

生き続ける伝統治療

それから8年が経った2002年に、統合失調症の伝統的な治療技術を伝える呪術師がいる、しかもその人が治

療場面を見せてくれるとの知らせが私のもとに入った。その頃、私は内戦被害者の心的外傷後ストレス障害（PTSD）の調査を続けていて、普段はマヤ人の弁護士で内戦被害者の支援活動をしていた友人マヌエル・レアンダ（後にサンティアゴ・アティトラン市長になった）が建設中だった家を借り寝泊まりさせてもらっていた。彼らの家の建て方は日本とは異なり、お金が入るたびに少しずつ建築を進めてゆく。当時は1階の部分だけが完成しており、数年間、2階と3階の建設は中断していた。マヌエル家の長男がまだ独身で、マヌエルは結婚できずにいた。結婚するまで男性は、両親と同居する習わしがあったので、事務所代わりにしていた家を私に貸してくれたのだ。しかし、この話が私のもとに持ち込まれた時は18名の学生と一緒だったので、一泊一室約700円の安宿、村の中央にあるホテル・ツトゥヒルに泊まっていた。

村人は時間に無頓着だが、マヤの呪術師は時間を守るという。私は目覚まし時計を持っておらず、寝過ごすのが気がかりで、前日はなかなか寝つけなかった。結局、2時間ほどまどろんだだけで目が覚めた。午前4時30分、屋上に出ると、夜明け前の冷たい風が学生たちの洗濯物を揺らしていた。外はまだ暗かった。

約束の午前5時に男が一人、宿の前に現れた。急いで駆け下り、声を掛けたが、待ち構えていたのは呪医ではなく、学生たちが予約していたサンペドロ火山に登るためのガイドだった。私が学生たちを叩き起こすと、彼らは目をこすりながら階下に降りてきた。まだ昨日飲んだグアテマラのビール・ガヨの酔いが残っているのか、足元がおぼつかない。

「コーヒーでも飲ませてやってくれ」

と、私がガイドにお金を手渡すと、夜間、わが物顔で道端にたむろしていたやせこけた犬たちが、鋭い目線を上げて声高に吠えた。同時に、隣家で車のエンジンの音が轟いた。朝早くから、荷物や人を町に運ぶのだろう。村人の朝の始まりは早い。ホテル・ツトゥヒルの外はまだ真っ暗だ。学生たちが去った後、少しして呪医のフォセが大股でゆっくり歩いてきた。フォセが睨むと、それまでけたたましく吠え続けていた犬たちは、首をすくめて黙り、不本意そうに立ち去っていった。

私とフォセは、張り詰めた冷気が肌を刺す夜明け前の通りを桟橋近くまで下り、そこから、岩がごろごろむき出しになった泥道を丘に向かって登った。まだ薄暗く、足元が危うい。

一軒目の患者は、22歳の小柄で痩せた長髪の女性だった。フォセの治療でかなり状態は良くなったという。フォセは、家族の相談に応じ、食事や、体を清潔に保つなどの具体的な指示を以前から与えていた。

フォセは、これまでの治療経過を私に簡単に説明すると、母親に彼女を呼ぶように命じた。こうべを垂れ、地面をじっと見つめたまま、顔に緊張の色を浮かべ、彼女は恐る恐る入ってきた。時々、チラッ、チラッと上目遣いに私を窺いみる。

有名な呪医の伝統治療には、かなりのお金がかかる。治療費の相場は、日本円で1、400円程が普通だと言われていた。フォセは治療費を取っていなかったが、それでも治療儀式に必要な50〜60本のロウソク、カカオ、地酒、お香（コパル）、砂糖、煙草、薬草や生花などの準備に、家族は大変な出費となる。ただ、マリア・サビナにしろ、有名になったからといって、高額な報酬を求め、傲慢に陥っていることはなかった。誇大宣伝があったとしたら、彼女らを利用する者の仕業だ。そのため、呪医の治療はなかなか受けられず、グアテマラ市の精神病院に送られる人が多くなっていた。国立病院での治療費は無料だったが、食費などは必要なので、病気は良くならず、お金を使い果たして戻ってきたと嘆く統合失調症の家族にも何人か出会った。

陽光が窓をふさいだ板の隙間から差し込み始めた時、その日の治療が開始された。フォセはロウソクを並べ始めた。まず四隅に白い大きなロウソクを、そして、それから普通サイズの青、赤、そして、白色のロウソクを立ててゆく。［口絵5］

お香（コパル）に火が点された。

まず砂糖で太い十字を描く。その上に地酒を振り掛ける。さらに生贄の血の代わりに、肉やタマネギを詰めたソーセージ風の品を重ねてゆく。

フォセはロウソクを持った手を彼女にかざすと、その炎で彼女の体を清め、その後、そのロウソクを勢いのついた火に投げ入れる。炎が天井に届く高さまで立ち上る。彼の祈りの言葉に力が入る。[口絵6]

炎の勢いが弱くなった時、フォセは彼女を長椅子に横たえ、煎じたあとの薬草で顔や頭を呪文を唱えながら何度も撫でてゆく。

「気分は」

「良いです」

「頭の痛みは」

「なくなりました」

フォセの質問に、彼女は片言で答える。

治療開始時は、まったくしゃべらなかった彼女がここまで良くなったと、フォセは満足げに治療儀礼を終了した。その日は最後まで、彼女は一言も私の言葉には答えてくれなかった。

2軒目の訪問先の青年は、山の上の貧民窟に住んでいた。頬は痩せこけ、一見して常同症が顕著で、部屋の片隅で体を丸めてじっとしていた。私は彼を見て、40年以上前に家庭訪問先で出会った未治療の統合失調者を思い出した。

訊くと、彼は約8年前からチョ・ホロ・ナクになり、よく興奮して家族を困らせていたとのことだった。一時、マリファナを吸っていたという。フォセの治療後は、独語や興奮の頻度がずいぶん少なくなったとのことで、私が名前を訊くと、無表情に答えてくれた。

そして、長く彼を煩わせた悪口は、今は聞こえなくなったという。家族は、彼がフォセの指導で洗顔や歯磨きをするようになったと喜んでいた。彼は私がお土産に買ってきていた魚の缶詰とトルティーヤを食べ、「美味しい」と一言もらした。フォセは顔を綻ばせた。

しかし、その後、私が症状を訊こうとすると、次第に青年の表情が険しくなったので、私はフォセに、

「私が2人の治療費を負担するから、2年間治療を続けて欲しい」

と依頼して帰国した。

そして、その翌年、私がサンティアゴ・アティトランに着き、メルカードで食料品の買い出しをしているとフォセが私をみつけ声を掛けてきた。

「ドクトル、村に来ていたのか、昨年訪ねた2人を訪問するだろう。随分と良くなったぞ」

私の肩に手をかけてきたフォセをみて、夕暮れ時に、散歩がてらメルカードに集まっていた村人たちが、スーッと私たちを避けるように輪を作った。まるで、呪医であるフォセが私を襲うのではないかとの表情で、輪の中に取り残された私たちを息を殺して遠巻きに見守っている。

「もちろん、明日にでも行こう」

私がフォセと気軽に挨拶を交わしても、まだ不思議そうに村人は足を止めていた。フォセはサンティアゴ・アティトランでは珍しい大男で、色が黒く、髭を伸ばし放題にしていた。軍と戦って何人も殺した、邪術をかける恐ろしい男だと、村では少々敬遠されていた。私はそんな村人の視線を振り払うように、フォセをすぐ近くの食堂に誘った。村人は不思議そうに私たちの後ろ姿を見つめていたが、私たちの姿が食堂に消えたのを確認すると再びゆっくりと歩き始めた。

翌日、2人の患者を訪問すると、驚いたことに、この2人は一年前よりやわらいだ表情で私に挨拶してくれた。本当に同一人物なのかと、私は一瞬疑った。女性は小さな椅子を持ってきて私に勧め、意地悪な声が聞こえるのが少なくなって、体も動きやすくなりました、と言葉数は少ないが私と話をしてくれた。さらに、私たちがお土産に持参したコーラとパンを受け取ると、私たちにも食べるように勧め、私と家族の会話を聞いていた。家族は、

彼女が家の中では動くようになり、調子の良い時は家事や洗濯も手伝ってくれるようになった、時々外出もするようになったと喜んでいた。

一方、男性も言葉は少ないが、質問に答えてくれた。まだ被害的な幻声は続き、独語も見られたが、家族はフォセの治療でチョ・ホロ・ナクではなくなった、村人との交流はないが、一緒にミルパに出掛け農作業を手伝ってくれるようになった、十分ですと喜んでいた。

残念だが、私が治療費を援助できるのは長くてあと一年だ。そのことを心配していると、共同研究者であったグアテマラ保健省のルベン・ゴンサレス局長が、治療の継続を約束してくれた。

その後、しばらくして副大統領や和平協定を結ぶことに奔走していた大統領補佐官、そして、保健大臣出席のもとで、全国からマヤの呪医が参加して、地域におけるマヤ伝統医学の必要性を訴える集会がグアテマラ市で開催された。この集会で、メンタルヘルスケアにマヤ伝統医・呪医が重要な役割を担っていること、特に、マヤ伝統医が行う治療儀礼は、個人に向けられた心理療法的効果ばかりか、家族対応、生活指導など精神科リハビリテーションに必要なさまざまな技術を内包していることなど、私の調査結果をルベンが報告した。この後、グアテマラ政府は公式に、地域の保健活動にマヤ伝統医学や、その担い手である呪医の受け入れを宣言した。伝統的な治療文化自体、急激な文化変容過程にあったが、その担い手である呪医は、現在の精神保健活動においてようやく市民権を得たのだ。

2019年12月、私は病が進行しつつあった妻と、マヌエルが数年がかりで建てた小さなホテルの一室にいた。アティトラン・コーヒーのフェアトレードを実現させるためだ。この時、私のグアテマラ訪問回数はすでに45回を超えていた。この間に和歌山大学はサンカルロス大学と交流協定を結び、そして、交換留学の派遣制度を開始していた。残念なことに、この交換留学制度を利用してサンカルロス大学でマヤ考古学を学んでいた一人が、交通事故で高次脳機能障害になり、その後も後遺症で苦しんでいた。その彼が地元島根で「太助珈琲屋」を開いた。

〝一杯のコーヒーで地球を旅しよう〟というキャッチフレーズをうたっていた。その彼が思い出のあるアティトラン・コーヒーを是非入手したいと、グアテマラのコーヒー農園を見学するため、父親と共に訪れていた。彼の支援には約200軒のコーヒー店が協力していて、私たちもサンティアゴ・アティトランの内戦被害者の支援を兼ねて、コーヒー豆のフェアトレードの計画を進めている。

窓を開けると涼しく爽やかな風が入ってきた。ブーゲンビリアが咲き乱れ、ハチドリが舞っている。この爽やかな風を受けて湖面が微かに波立ち、囁きかけてくる。病気で長くは歩けなくなっていた妻を誘って湖の畔に出ると、遠くで小舟が4、5隻集まっていた。波が静かな間に漁をしているのだ。手前の船着き場から、洋風の衣服を身に着けた若い2人組を乗せたカヌーが、隣町に向かって湖面に細い線を描き出発した。その一方で、頭上に大きな素焼きの瓶（ティナハ）を乗せ、水を運ぶ民族衣装を身に着けた女が2人、こちらに向かって歩いてきた。一刻一刻と湖面の色が変化する。病の考え方も、病の原因も、そして、その治療法も大きく変化している。

近代化の波が押し寄せる今、呪術師の言葉は急速に力を失いつつあった。コンセプシオンさんに初めて会った時、統合失調症者は邪術師によって呪いをかけられた被害者〝チョ・ホロ・ナク〟から〝精神病者〟にレッテルをはりかえられる日は近いと思った。そして、その憂いが現実のものとなりつつある。統合失調症者の中には、病状が悪化するとグアテマラ市の精神病院に強制的に送られ、その後のことは家族もよくわからないと訴える人も増えてきた。

この頃の都市部での統合失調症の専門治療は、グアテマラ市にある国立の精神病院中心に行われていた。国立精神病院は刑務所の隣にあって、鉄条網が張り巡らされた分厚いコンクリートの塀の上から自動小銃を手にした兵士が病院を見下ろしていた。重い湿気が立ち込めた閉鎖病棟で、患者さんは薬物療法中心の治療を受けていた。

一方、都市部の富裕層の統合失調症者は、私立のメンタルクリニックで治療を受けていた。私が訪問したクリニックは、花が咲き乱れる広い庭園を中心に、10室ほどの部屋が周りを取り囲む昔ながらの作りで、1カ所の入り口を入ったところに受付、診察室、カウンセリンググルームがあった。予約制の外来患者が中心だったが、入院者用に個室が用意されていた。その個室は豪華別荘の一室というのが相応しかった。入院患者は4、5人で、精神科医が1名、看護師3名、そして、カウンセラーが2名といった恵まれた環境で治療を受けていた。グアテマラ人スタッフの他に、必要に応じ大学や国外から専門家を呼んでいた。私がこの私立のメンタルクリニックを初めて訪れたのは、ルベン医師の知人である大銀行頭取の娘さんの診察を依頼されたことがきっかけだった。この娘さんが長年神経性食思不振症で苦しんでいて、半年間ハーバード大学で入院治療を受けたが、一向に改善する傾向がみられないとのことだった。私が集団療法の有効性を話すと、メンタルクリニックを借り切って娘さんを治療させたいとの強い希望があり下見に訪問したのだ。日本から神経性食思不振症の専門家を呼びたいとのことであったが、それが不可能であるとわかり私が治療体制を整えざるを得なくなった。日本の大学でのグループ療法の解説書を日本大使館に勤務する専門家に翻訳を依頼し、栄養士などのスタッフを補充し、集団療法を実施するために5名の神経性食思不振症の患者を集めて治療が開始された。約一年間の治療の結果、幸いに娘さんはお腹に穴をあけられての人工栄養から解放され、父親が会長をしていたボランティア協会の秘書を行うようにまでなった。このことがあって、後述する私たちの内戦被害者支援センターがあった、サンティアゴ・アティトラン市の一角が土石流で埋もれた時に多額の寄付をいただいた。

このように都市部での富裕層の治療環境は特殊なものだった。

本章では多くを述べなかったが、例えば、マヤ伝統医学での病の原因は、大きく3分類できる。1つ目は、呪いなどの人為的な力によるもので、その代表に邪術がある。〝チョ・ホロ・ナク〟の治療で記述したように、呪いの発端は人為的である。しかし、この悪い力や治療は超自然界での事象として表現される。2つ目は、この世とあの世の波打ち際に存在する〝ナグアル〟、あるいは〝トナ〟という自分と運命を共にする動物霊が、危害を受けた時に病になるという考え方である。このことを彼らは魂が害されると表現することも多い。そして、3つ目は、人間の体、特に血液や心臓を構成する要素のバランスの乱れで、物理的な原因であることが多いが、魂の性状とも関係深く説明される。

このように、彼らの病を私はあえて3分類したが、実際はさらに複雑だ。しかも、今、調査地で私が知るマヤの伝統的な宗教や医学は、スペイン人が征服に入った時に見られたように体系化されていたものではなく、地域によっても異なっていた。もちろん、紀元前のマヤ伝統宗教や医療の成立期から、体系としてあった訳ではなく変化し続けてきたはずだ。体系化されない本来の伝統宗教や医学の基本にある考え方を、サビナが教えてくれたのだと感じた。キリスト教や西欧医学思想が急速に浸透しつつある現在も、伝統宗教や医学の考え方は、変化しながら生き続けている。しかし、マヤ伝統医学から西欧医学への移行期にあることは否定できない。それに伴って、神話産生機能は次第に無視され、そして、治療者と病者との距離も遠くなり、また、一方的になるのではないかと危惧するのは私だけではないだろう。

「コンセプシオンは、私が学んだ西欧精神医学で表現するなら精神病の一タイプ、統合失調症です」。コンセプシオンをグアテマラ市の精神病院に送るか否かの裁判でそう発言したものの、その後も私のこころは揺れ動いていた。

世界各地での研究結果は、統合失調症の発症年齢は成人期に入ってからであり、その症状に文化的差異は少ない、基本症状を文化的な装いで覆っているにすぎないと言われる。コンセプシオンの診断は、西欧医学体系によれば確かに統合失調症だ。

しかし、サンティアゴ・アティトランの村人との交流が30年以上経過した今、私にとって、間違いなくコンセプシオンはチョ・ホロ・ナクにみえる。私がこの目で見た、伝統治療を受けて喜ぶ〝チョ・ホロ・ナク〟やその家族の姿は一時の幻でなかったと信じている。

第3章　子どもたちのキノコの集会

1. パハリート（小鳥）

キノコを食べて30分後に線描画が現われた。柿色に光り輝く線が、SF映画に出てきそうな未来都市を描いてゆく。その都市が緩やかに回転し始める。私は気持ちが悪くなり、横になった。目を閉じ、静かに横になっていると、私の体が軽くなりフーッと上へ上へと浮きあがる。いつの間にか私は魔法の絨毯に乗っていたのだ、確かにそう思った。下方に目をやると、綿菓子のような白い雲の間からメキシコでよく見かけた小さな町の教会や家屋がみえる。蟻のように、黒く小さな人々の姿が動いている。すると、急に絨毯が下降し始めた。地面に打ちつけられるような強い振動に体が上下に跳ねる。私は教会前の広場に降りていた。緑鮮やかな草原に立つ白い教会の前から、黄、ピンク、そして、赤い花が咲き乱れる花畑が広がっている。私がゆっくりと花畑を眺め楽しんでいると、突然、絨毯がスピードを上げ、再び急上昇し始めた。必死になって絨毯にしがみついていると、今度は高層ビルが立ち並ぶ摩天楼の上空に来た。初めてのニューヨークだ。だれにも邪魔されずに鷲になって、原色の色鮮やかなネオンが耀く夜の街の上空で、私は流れる雲の上に立ち浮かんでいた。時々、悪酔いしたような気分になるものの、素晴らしい空中散歩だった。

フーッと深呼吸すると、摩天楼が消え、私はグアテマラ南部の小さな町サンタ・エレナ・バリジャスの、キノコ使いのおばさんのバラック小屋に置かれたごつごつした簡易ベッドの上にいた。

私は、キノコの集会を一度体験しないと調査に協力してやらないとキノコ使いのおばさんに脅され、彼女が用意したキノコ茶を飲んだのだ。徹夜続きで体調が思わしくない私が、キノコ茶を飲むのを躊躇していると、すっかり私たちと親しくなっていたおばさんの孫チコと視線が合った。

「キノコ茶は怖くないか」

と私が訊くと、

「怖くなんかないよ、安心しな」

と、チコに慰められてしまった。

それで、キノコ茶をいただくことにした。キノコおばさんも、飲む人の体の大きさを見てキノコの量を決めるから心配ないと笑っている。

「ただ、全く効果のない人もたまにはいるがね」

と私を横目でチラッとみて付け加えた。

お茶だったおかげか、体内への吸収が早く、1時間ほどして体の揺れが落ち着いたので、上半身を起こし周囲を見回した。すると、一人の少女が真横から不思議そうな表情で私をのぞき込んでいた。目を凝らすと、少女の顔が急に膨張して、老女の顔に変わったので、私は恐怖のあまり体をのけ反らせた。

「大丈夫ですか、気分が悪くなったのですか」

と、キノコおばさんが心配して声を掛けてきた。

子どもたちが私の調査に同行していた2人の仲間を外に連れ出した。何やら歓声を上げて遊び始めたようだ。

私はまだ少し酩酊感が残っていたので、腰かけたベッドから窓越しに広がる森を眺めていた。木々が風に大きく揺れている。

緑一色の木の葉が、朝の陽射を反射しキラキラと輝きを放ち始めた。窓から入ってきた風が私の頬を優しく撫でたかと思うと、スーッと体内を通り過ぎていたが、耳元で囁く声となった。庭先でちょこちょこと走り回っていた鶏の雛の囀りが、少年の合唱に変わった。木々の枝葉の間から洩れる陽光が、何万匹もの鮮やかな色の小さな蝶々となり、窓から入ってきた。私は舞い続ける蝶に囲まれ、至福感に包まれた。

その時、屋外から聞こえていた歓声が大きくなった。体を起こし板戸を開けて外をみると、子どもたちと私の仲間が土産物を景品にかけて相撲を取って遊んでいた。彼らはキノコ茶の影響か、まだ足下が危うい。身長180センチメートルほどある日本人にしては体の大きな2人の仲間が、小柄な子どもたちに押されて後ずさりする。さらに歓声が大きくなり、子どもたちが彼らの手を引っ張りグルグルと回る。2人の額から汗が流れ落ち、円の中央で仲間がしりもちをついて倒れ、その上に子どもたちが飛び乗る。歓声が上がるたびに、私たちが調査のお礼にと持参した日本の土産物が、一つまた一つと消えてゆく。表にいたキノコおばさんが、もう一度、もう一度とはやし立てる。私は笑いがこみ上げてきて押さえることができなかった。子どもたちの、そして仲間の顔に、言葉で表しようのない陶酔感が浮かんでいた。私たちは不思議なキノコ使いのおばさんの家で魔法にかかり、踊り続けていた。

メソアメリカの先住民は、夢や幻覚体験などの非現実体験を重要視する。夢や幻覚をみることによって、魂が肉体から離れ祖先や神々が住む国に入ることができると考えるのだ。そして、この空間移動を助けるのが神々の植物と呼ばれている幻覚発動性植物（以下幻覚植物と記す）だ。

メソアメリカは熱帯気候で、低地から高地に至るまで多種多様な植物に恵まれ、古代から薬用植物に関する豊富な知識の蓄積がなされてきた。特に、幻覚植物を宗教や医療目的で用いる、他に類をみない文化を創り上げてきた。その代表的なものに、アステカ人が神の肉〝テオナナカトル〟と呼ぶハラタケ目モエギタケ科シビレタケ属のキノコや、丸いものを意味する〝オロリウキ〟と呼ばれるヒルガオ科の植物の種子、そして、可愛いサボテン〝ペヨーテ〟などがある。なかでも幻覚をもたらすキノコは、聖なるキノコとして祭りや宴会で愛用されていたことが、スペインによるアステカ征服時、王室医フランシスコ・エルナンデス・デ・トレドなどにより記録されている。ところが、1616年5月8日、異端審問時の勅令により、これらの植物は理性をなくし、悪魔と交流させるものとして厳しく禁じられ、以来これらの幻覚植物を用いた伝統的宗教、および治療儀式は公式記録から消える。しかし、実際にはこの幻覚植物を使った儀式がひそかに行われ続けていた。その後の内戦や近代化により、これらの伝統儀式は急速に行われなくなり、すでに限られた地域にしかみられなくなった。私はこの聖なるキノコと意外なところで再会することとなった。内戦時に戦火を逃れ、故郷を捨て都市周辺へと移住してきた、殺人や暴行などの悲惨な光景を目の当たりにしてきた貧しい子どもたちが、幻覚キノコを〝小鳥〟と呼んで愛用し、集会を行っていたのだ。私はその子どもたちと出会う幸運に恵まれ

表1　使用されていた主な幻覚植物

Ⅰ．神の肉・テオナナカトル
1．幻覚キノコ：P. Mexicana（小鳥），P. Caerulescens（断崖），Cubensis（聖イシドロ），etc。
2．成分：シロシン（シロシビンの体内での活性誘導体）。5-HT2A，5-HT2C，5-HT1A 受容体のアゴニスト。

Ⅱ．蛇の草・オロリウキ
1．ヒルオガ科の植物：Rivea Corymbosa, Ipomoea Violacea（処女の種子），etc。
2．成分：LSD 作用。

Ⅲ．ペヨトル
1．サボテン：Lophophora Williamsii，etc。
2．メスカリン作用。LSD と異なり，ドーパミン受容体に大きな作用を示さない。高容量でノルアドレナリン系に作用する。

た。

キノコ使いのおばさん

キノコ使いのおばさんフランシスカは、当時50歳。彼女の夫は、内戦時にコーヒー園に出稼ぎに出る途中で行方不明となった。それ以来彼は、家に帰っていない。彼女は、サトウキビ畑や裕福な家庭での家事を手伝って得たわずかばかりの収入で子どもたちを育ててきた。15年前から子どもたちが幻覚キノコを売り、生活費の足しにしていた。私が彼女を初めて訪ねたときは、雨が少なく、キノコのできが良くなかった。その上、お得意さんであるアメリカ人が来なくなり、キノコの売れ行きが悪くなったと嘆いていた。

実はこの年に、幼児の人身売買グループが摘発された。その首謀者はアメリカ人女性で幼児を誘拐して首都グアテマラ市のアパートで育て、少し大きくなってから、その子の臓器を養子縁組した欧米人に売っていたのだ。現地の新聞にアパートの一室で隔離されていた幼い子どもたちの姿が大きく報道された。それに怒ったグアテマラ人が無差別にアメリカ人を襲撃する事件が頻発していた。私の共同研究者の友人であったアメリカ人女性カメラマンも、誤解され殺害された。米国はグアテマラを旅行禁止地域に指定した。その後も幼児誘拐団の噂は根強く残り、2000年4月には観光地トドス・サントス・クチュマタンで、日本の旅行会社が実施した秘境ツアーに参加した観光客が子どもを誘拐しに来たと誤解され、数名撲殺されるという不幸な事件が起こった。

グアテマラの先住民は、1990年当時人口の約61%を占め、19、623の集落があった。これらの集落のほとんどで、近代化や内戦により伝統文化の崩壊が進み、シンナーやコカインなどの麻薬の乱用をはじめとする、さまざまなこころの病理現象が顕在化して社会問題となっていた。その一つが幻覚キノコの乱用だ。私たちはそれまで大都市周辺の21の集落で、子どもたちが幻覚キノコを常用、あるいは乱用していることを確認していた。その一つがキノコ使いのおばさんが住むサンタ・エレナ・バリジャスだった。グアテマラ市より車で約40分、人口約3、000名、牧場とコーヒー園を経営する少数の大地主と、仕事を求めて地方から移住してきた貧しい村人からなる典型的なグアテマラの集落だった。

1993年にグアテマラの子どもの80%は栄養不良状態にあり、幼児の9・9%は5歳までに死亡し、小学校を卒業する児童は36%にすぎないと言われていた。サンタ・エレナ・バリジャスの子どもたちは、例にもれず劣悪な環境下で生活していた。子どもたちの多くは2~3年通学するのが精一杯で、数十円を稼ぐために朝早くから暗くなるまでコーヒー園や牧場で働いていた。すでに内戦は終結していたが、大人ばかりでなく、子どもたちの隣人や家族に対する不信感も強く、仕事で稼いだ数十円のお金ですら親に渡さない子どもも多くみられた。

グアテマラで幻覚植物の研究を続ける過程で、私はサンカルロス大学の菌類学者イボンヌ・ソンメルカンポ女史を知った。古代よりマヤ人にとってキノコは貴重な食料であり、その知識は豊富だった。ところが、伝統文化の崩壊と共に食用と毒キノコを見分ける能力を持つ人が少なくなり、毒キノコによる中毒事故が頻発していた。彼女は幻覚キノコの分布やその毒性の研究に加え、食用キノコの人工栽培を進めていた。食用キノコは貧しい村人の栄養改善や現金収入につながると考えたからだ。私の故郷和歌山の山間部の村では、シイタケ栽培が盛んなので、彼女たちをキノコの里の見学に招待したことがあった。

1994年8月、幻覚キノコの慢性毒性やその精神への影響に興味を持った私は、彼女と初めてサンタ・エレナ・バリジャスを訪ねた。そして、キノコ使いのおばさんを紹介されたのだ。［口絵7］

私たちがキノコ使いのおばさんの家を訪問した時、家には4人の子どもがいて、私たちの調査を何かと手伝ってくれた。最初は、彼らはキノコを食べたことがないと言い張っていたが、牧草地でキノコを探して歩くうちに、彼らの体験を少しずつ話してくれるようになった。すると、彼らはトウモロコシ畑や近くの森で、友達5~6人のグループでキノコを食べていることがわかってきた。

最初に私と仲良くなった最年少の9歳、小学2年生のフォセが、

「今年になって、初めてキノコを食べたよ。それから4、5回キノコを食べた」

と、こっそり話してくれた。

「兄さんたちはもっと前からキノコを食べているよ。食べるとげらげら笑いだすので面白い。それで僕も食べ始めたけど、いろんな色の蛇や大きな毛虫が現われて怖かった、まわりのすべてのものが大きく視えた、丘から転げ落ちたときは死ぬかと思った」

などと無邪気に話し、私の、

「兄弟や知り合いでキノコを食べて死んだ人はいないの」

との問いに、

「キノコだけ食べて死んだ人はこの村ではいないよ。事件を起こした人もいないけど、キノコを食べて交通事故を起こす人はよくいる。数週間前にも村の一人の青年がキノコを食べた後に、酒を飲んで車を運転して川に落っこちて死んだ。もう一人も数カ月前に同じように死んだ」

と、肩をすくめた。

フォセが話し始めると、続いて10歳で小学3年生のイノセンテが、

「最近食べたのは一週間ほど前。アマティトラン湖(首都グアテマラ市の南南西約10キロメートルの中央高地にある。多くの幻覚キノコが自生する)を見下ろす森で、キノコを仲間と食べた。その時、湖上を覆った黒い雨雲がピンク色に視えてきた。そして湖やそれを取り囲む山々が消え、空と大地がくっついてしまった。ピンクの空に大きな蛇が現われた。最初は白、そして黄色や青、いろんな色の蛇がつぎつぎに現われ、大空を駆け回った。しばらくすると、弟のフォセと取っ組み合いをしながら丘から転がり落ちた。兄たちが助けに来てくれた」

と興味深い体験を話してくれた。

しかし、12歳で小学5年生のカルロスと、14歳で小学6年生のニコラスはこの時は最後まで私に体験談を聞か

せてくれず、彼らから詳しく話を聞けたのはその翌年になってからのことだった。

翌年、サンタ・エレナ・バリジャスを一人で再訪した時、子どもたちがこれから仲間とキノコ茶を飲むというので、彼らの後を追った。村の郊外にある牧草地を抜け、さらに10分ほど歩いたところに、昼間でも薄暗い森があった。そこで彼らは、円陣を組んで座り、キノコおばさんが用意してくれたキノコ茶を飲み始めた。彼らはほとんど毎日、仕事を終えた夕刻に、友達5～6人でキノコ茶を飲んでいるという。

私は話し掛けるのをやめ、彼らの傍に座って時間を持て余していた。約半時間後、一人がげらげらと笑い出すと、それに呼応して全員が笑い出した。さらに1時間ほど経過した時、まずニコラスが大きく体を左右に揺すり始めた。その動きがややややわらいだ時、

「今まで飛行機に乗ってアメリカの上空を飛んでいた。最初は草原やお花畑の上を飛んだ。それから大きなビルがたくさん現れ、ビルにぶつかりそうになったので怖くなった」

と、言うので、

「これまで飛行機に乗ったことはあるの」

と、私が声を掛けると、

「もちろんないよ、キノコを食べて空の上を飛ぶのは、遊園地でゴンドラに乗るより楽しいよ。お金がないので遊園地に行ったのは1回きりだけれど」

と、付け加えまた目を閉じた。

後で彼の家を尋ねると、壁に土色に変色したニューヨークの摩天楼の写真が貼ってあった。

約3時間後、彼らから歓声があがった。それまで、体を大きく左右に揺さぶり、膝小僧を抱えうずくまっていた子どもたちが、立ち上がると手を取り合いグルグル回り始めた。その輪が崩れると、今度はレスリングのような取っ組み合いが始まった。私もその輪に入れられた。暑い。額から汗が流れ落ち、やがて疲れはて輪の中央に

座り込むと、私の上に子どもたちが積み重なるように乗しかかってきた。横になったまま子どもたちの顔を見上げると、肩を寄せ合った子どもたちの顔に奇妙な陶酔感が浮かんでいた。

私たちは牧草地まで戻って腰を下ろし、お礼にと買ってこさせたコカ・コーラを飲みながら彼らのその日の体験を訊くことにした。

イノセンテは、

「目の前の木から蛇が下りてきた。最初は白、そして黄色や青、いろんな色の蛇がつぎつぎに現われた」

と語り始めたので、

「怖かった？」

と訊くと、

「怖くなんかない。すぐに大空へと蛇たちが飛びあがり駆け回っていた。いろんな色の光る蛇だった。大抵は蛇につかまって、空を飛びまわるけど、今日は蛇に掴まるのに失敗した。面白くなかった。蛇を眺めているうちに、風が笛の音になって語りかけてきた。笛の音に誘われて、木々の合間から漏れ入る陽光と共に、何万匹もの鮮やかな色の蝶々に取り囲まれた。その蝶々に連れられ空へと舞い上がった」

と、私が昨年体験したのとよく似た内容を、少し興奮気味に語った。

次にカルロスは、

「まず稲妻のように色のついた光が、頭の上のあちこちを走った。黄色や緑、そして赤色だった。輝いていた。しばらくして物音一つしなくなったときに、誰かが話しかけてきたように思った。よくみると、人じゃなくて小さい虫たちだった。何を言っているのかわからなかった。英語のような言葉だった。再び、上をみると夜空で星が、いろんな色の星が輝いていた。そして、星たちが動き始めて光の渦になった。その渦に吸い上げられ、暗い空に浮かぶ自分の姿をみることができた」

と、嬉しそうに話した。

さらに、昨年も私に幻覚体験を話してくれた一番年下のフォセは、

「最初、大きな毛虫や蛇が現われて怖かった。色がついていたよ。周囲の木や草、仲間たち、周囲の者すべてが大きくなった。それから、色のついた光が見えてきて、今回はその上にうまく乗っかれた。虹色の長い長い滑り台、何回も滑れて楽しかったよ」

と、顔を綻ばせて話してくれた。

子どもたちが、「お母さんに叱られるから」と薪を集めはじめると、すぐに陽は落ちた。私たちは月明かりの中を帰路に就いた。

子どもたちの幻覚キノコの乱用に関する実態調査を開始した時、私たちはまず地元の小学校を訪ね、調査への協力をお願いした。しかし先生に、「私たちの学校に幻覚キノコを食べている生徒は一人もいません」と体よく断られてしまった。そこで私たちは無謀にも、路上で遊ぶ子どもたち一人ひとりに尋ねてゆくことにしたのだ。途中、前述した誘拐団の一味と誤解され、警官に危うく逮捕されそうになったが、村で孤児の救済活動をしていたイボンヌ女史の顔と、当時グアテマラ厚生省の局長をしていた友人の電話で難を逃れた。

そんな事件もあり、1994年にインタヴューをできた子どもは5名にすぎなかった。しかし、キノコの集会への参加を許してもらった翌年には、子どもたちの助けもあり74名の子どもの面接調査ができた。

その結果、インタヴューできた子どもの75%もが幻覚キノコを常用していることがわかった。また、子どもたちの体験談から、小鳥の囀りを聞く、あるいは美しい色の光をみるなどの幻覚を体験していることが多いとわかった。その他に、蛇、アメリカの町、そして遊園地、ジェットコースターなどがよく登場する光景であった。

驚いたことに、キノコ茶を飲んで気持ちが悪くなったと訴えた子どもはおらず、11人が快感を、10名が心地良い回転する浮遊感を体験していた。このように、子どもたちの幻覚体験は、森の中で大きな蛇が現れ、小鳥の囀

りを楽しむといった、自然と密着した彼らの生活を反映したものや、彼らの憧れである米国の大都会の上空を遊覧飛行するとか、ジェットコースターを楽しむといった、現実には叶えられない願望充足的な幻覚体験の2種類に大きく分けられた。

全世界でこれまで80種以上（メソアメリカ30種、南米40種、ヨーロッパ4種、その他）のシビレタケ属の幻覚キノコが発見されている。サンタ・エレナ・バリジャスで、イボンヌ女史は新たに15種類の幻覚キノコを確認し、報告した。子どもたちが食べていた主なキノコは、ハラタケ目シビレタケ属（Psilocybe）とヒカゲタケ属（Panaeolus）のもので、〝シロシーベ・メヒカーナ（Psilocybe mexicana）〟（通称：小鳥）、〝ミナミシビレタケ（Psilocybe cubensis）〟（通称：聖イシドロ）、そして〝アイゾメヒカゲタケ（Panaeolus cyanescens）〟だった。

これらのキノコの有効成分はシロシビンやシロシンなどであることがわかっている。これらの物質は、セロトニンと類似の化学構造を有していることから、欧米ではこれまでうつ病に対するシロシビンの効果に関する臨床治験が活発に行われてきた。その結果、シロシビン投与では、ＳＳＲＩ（選択的セロトニン再取り込み阻害薬）を代表とする従来の抗うつ剤よりうつ症状の改善効果がよく、しかも、副作用が少ないと報告がなされている。その有効な機序の一つとして、脳のネットワークの改善効果が挙げられている。そして、現在、日本でもうつ病の治療薬としての研究が始まっている。

彼らは生のキノコを1回に10～30グラム（シロシビンにして5～15ミリグラム）を食べていた。この数値は実験で得られた、精神異常をきたすシロシビン最少投与量（6～10ミリグラム）にほぼ一致する。つまり、キノコおばさんなどの村のお年寄りから、ファンタスティックな体験を得るのに必要なキノコの適量を子どもたちは教えられていたのだ。そして、子どもたちは仲間と静かに1～2時間幻覚を楽しみ、その後、幻覚キノコの精神への影響が消えるまで騒ぎ戯れ、楽しい時間を過ごしていた。困難な生活環境下に置かれても、豊かな幻想世界を維持していた。

2. 仲間セラピスト

このようにサンタ・エレナ・バリジャスでは、内戦時に殺人や暴行など悲惨な光景を目の当たりにし、さらに、貧しい生活を余儀なくされている子どもたちが、5、6人の仲間と幻覚キノコを用いた集会を行っていた。そして、この集会が、子どもたちの貧困や暴力から生じたこころの傷を癒すのに役立っていることがわかった。集会で用いられるキノコが含有する精神的苦痛や自殺願望を減少させる薬理効果によってだけではなく、私は同じような困難を経験した仲間の存在が有効に作用していると思った。

この仲間の重要性は、小、中学時代に体験したこころの傷を長く引きずっているひきこもる若者にも言えることだ。ひきこもりからの回復に、ひきこもりを経験した仲間のサポーター〝アミーゴ〟が、重要な役割を果たすことが長年の私の研究で明らかになってきた。外傷体験を癒すのには仲間が重要である。一人でも、こころを許せる仲間がいれば、随分とこころの傷を克服し立ち直るのが早い。

そして、このことは人間だけでなくアカゲザルでも証明されている。有名な心理学者ハリー・ハーロウの赤ちゃん猿の隔離実験だ。このハーロウは、有名な精神科医であるジョン・ボウルビィが臨床研究から築き上げたアタッチメント（愛着）理論をアカゲザルの人工飼育の実験で証明した心理学者だ。

ハーロウを世界的に有名にしたアカゲザルの人工飼育の実験は、赤ちゃん猿が、布で作られた代理母と、針金の代理母のどちらを選び好むかを、いろんな条件下で実験したものだ。その結果、母親と赤ちゃん猿の関係には、心地良いコンタクトがミルクよりもはるかに多くを与える、幼い猿の安定した心理的発達と健康にとって不可欠なものであることを証明した。

このアカゲザルの人工飼育の実験のほかに、赤ちゃんや子猿をサル社会から完全に、あるいは部分的に隔離する実験も行っている。完全隔離では、生まれた直後に外が見えない、仲間がいないケージで育てられた。赤ちゃん猿が見たり触れることができたのは、寝床を交換したり、新鮮な食べ物や水を置いたりする実験者の手だけだった。一方、部分的な隔離実験では、幼い猿はむきだしの針金ケージで飼育され、ケージの中から他の猿をみたり、臭いを嗅いだり、声を聞いたりすることができるように設定されていた。

この完全と部分隔離実験によって、隔離後幼い猿はひどく心理的に不安定になり、自傷行為や自閉症状などの種々の異常行動が観察されている。特に、完全な隔離から解放された時、感情的ショック状態に陥ったという。なかでも私が注目したのは、一定の期間隔離後、仲間の中に戻された猿が、仲間とどのように接触したらよいのかわからない、ほとんどはグループから離れ孤立して過ごす猿になっていたことだ。特に、完全な隔離によって、生後布で作られたサルで人口飼育した猿と同じように、成長しても正常な性的関係を結ぶことができない猿がみられたことだ。

実験はこれで終わっていない。彼のすごさは、隔離後のリハビリ研究をも行っていることだ。ハーロウは、〝6カ月間〟隔離されていた猿を、正常に飼育されていた猿と一緒にすれば回復するだろうと考えた。さまざまな条件下で研究を行っているが、完全、および、部分隔離された猿は共に、回復の程度に差はあったが、ある程度の回復しか認められなかった。また、母親猿に戻しても、それは同様であった。逆に、6カ月の隔離サルを、もっと若い3カ月齢のサルの仲間に入れたときには良い効果が見られている。

さらにこのリハビリ研究を進めたのは、ハーロウのもとで研究していた大学院生レナード・ローゼンプラムだった。〝友情の癒し〟と呼ばれる研究を行っている。

4匹の赤ちゃんサルを布の代理母に育てさせ、それまでの実験と違い人工飼育の過程に仲間ザルを入れているのだ。赤ちゃんサルはすぐに仲良くなった。大きくなった彼らは、生後、代理母だけに育てられたサルと全く違っていた時、大きくなった時、仲間にスムーズに入れ、正常と呼んでよい状態だった。このように、サル仲間に入る能力を獲得する上で、特に幼い時期の仲間との遊びが重要であることが実証された。隔離が長ければ長いほど、サルを正常に戻すのは難しかった。サルも社会的スキルは使わなければ錆びついてしまう。6カ月がぎりぎりのラインだとも言われている。社会的参加への回復の難しさが、ひきこもり期間の長さと比例すると考える社会的ひきこもりとも共通する。

話は横にそれたが、このようにトラウマを癒すのに、仲間（アミーゴ）の存在が不可欠であると私は考えている。土石流で親を失った子どもに、私たちの支援センターで仲間と一緒に遊戯に頻回参加させた。表情は日に日に良くなった。仲間の重要性は、自然災害や戦争でトラウマを抱えた子どものこころのケアにも通じる。

3. バーチャル・リアリティーとヴィジョン、そして陶酔

私が大学に在職していた時、研究室のパソコン画面上で我を忘れ、少女を自分好みの王女に育てたり、一頭の馬を優秀な競走馬に育て、うっとりしている学生が現れ、驚かされたことがある。彼らの視線はパソコンの画面に釘付けで、顔には陶酔感さえ浮かべていた。1987年にファイナルファンタジー第一作目が登場し、コンピュータでの日本製RPGが若者たちに広く愛用されていた頃のことだった。RPGの大半がファンタジーを題材にした架空の世界が舞台で、モンスターとの戦闘を介して経験値を取得することでキャラクターが成長し、成長することで探索・行動範囲を広げ、架空の世界で遊ぶというものだった。それから30年以上経過した現在、若者たちはアバター（化身）をネットワーク上の仮想空間で創り、オンラインゲームやチャット、ブログなどで動物などのアニメーションのキャラクターや、自分の好みの顔や服装をした分身を使ってコミュニケーションを楽しむようになった。そのリアリティーの進化には目を見張るものがある。現在、日本の若者は、大人になるのが遅

いと言われるが、逆に言えば幻覚キノコの集会を楽しむグアテマラの子どもたちのように、子どもの広く豊かな幻想世界を失うことなく30代半ばまで維持していると言える。

こうして、いまや恋、スポーツ、そして死までもコンピュータ上で体験できる時代になった。一方、キノコの森の子どもたちは、幻覚キノコを食べて豊かなヴィジョンを体験し、架空の世界で遊んでいた。

日本の若者とグアテマラのキノコの森の子どもたち、彼らの陶酔感を求める手段は異なるが、幻想世界へと彼らを導くヴィジョンに差異があるのだろうか。ないのだろうか。日本の若者たちは、バーチャルの仮想空間で自分好みの分身を創出し、ファンタジックな世界で仲間と遊び戯れている。そのファンタジックな世界には、私の調査地での代表的な神である羽毛のある蛇の神ケツァルコアトルなどの古代文明の神々も登場する。透明感あるヴィジョンと、そこに登場する神々、この世のものでない不気味なモンスターや悪霊たちの饗宴、そこで得られる陶酔感はキノコの森の子どもたちと共通しているように思える。この世のものでない存在と遊び戯れる豊かな空間が存在するのだ。

ただ、無機質なビルの部屋の中で体験するヴィジョンと、森の中でキノコが創出するヴィジョンとでは、何かが違っていると私は思う。バーチャルの仮想空間では、リアルとヴィジョンは無機質透明な立体図形で静的につながれている。そこにあるのは、知的な透明感であり、ドロドロとした生命感、命の振動を感じない。一方、サビナの夜会で経験したヴィジョンは、この世とあの世が共振し、波打つ動的連続性を有していたように思えた。また、子どもたちがキノコの森で体験するヴィジョンには、樹木の隙間から洩れ入る陽光やそれを跳ね返す谷川の水の輝きがある。時には自然の中に潜むドロドロとした邪悪な存在も頭を持ち上げてくるが、私は生き生きした生命感をそこに感じた。現在、私は毎朝、陽光を反射し白く輝く、眼前に広がる郷里の海を眺めながら、その思いを一層強くしている。単に老化現象なのだろうか。そうは思いたくない。

マヤ人は、古代から宗教や医療目的で幻覚植物を巧みに利用してきた。幻覚植物は、宗教政治や血なま臭い生け賛の儀式を何千年も維持することを可能にする特有の精神世界を構築した、と私は考えている。また、医療面では幻覚植物の薬理作用を、病気の治療に上手く利用している。例えば、紀元前からの鎮痛麻酔作用を利用しての外科手術、そして、前述した幻覚キノコのセロトニン類似作用を利用しての抑うつ状態の治療などである。私たち精神科医が、うつ病の治療にSSRIを使い始めてまだ数十年も経っていない。しかし、マヤ人はこのうつ症状の軽減ばかりか、幻覚植物の精神集中力や被暗示性の亢進作用を巧みに利用して、近代精神療法に劣らぬ精神療法、癒しの伝統的システムを開発し、ストなどの文化結合症候群やPTSD、そして統合失調症などの治療に驚くべき効果を上げていた。彼らの伝統的精神療法の特徴は、恋愛感情や嫉妬心、さまざまなこころの葛藤や罪の意識などの心理的事象を、神や精霊、その人の分身である動物霊を登場させ、超自然界の事象としてヴィジュアル化し、ナレーションを加えて処理する技術であることはすでに述べた。

今回、私がグアテマラで出会った子どもたちは、幻覚キノコを食べ、現実では体験できない遊園地や空中飛行を楽しむことによって、内戦や貧困によって生じたこころの傷を癒していた。それればかりか、キノコの〝集会〟を通じて仲間との連帯感を強めていた。つまり、幻覚キノコは、内戦や貧困から生じた不信感や猜疑心により、ずたずたに切り裂かれた子どもたちの人間関係を再構築する助けとなっていた。キノコの集会で築かれた連帯感や、豊かな森が創造する優しい小鳥の囀りが、子どものこころを傷つけた殺人や暴行といった外傷的事件内容の再現を、つまり悪夢の侵入を防いでいた。

しかしながら、私たちが実施した幻覚キノコの慢性毒性に関する大脳生理学的な研究は、大脳への悪影響の可能性に関していえば、「YES」の結果が出た。グアテマラの厚生省でその結果を報告し、対応に関して話し合った。

そこで私が伝えた結論は、「子どもたちへの教育や経済的支援はなく、今、子どもたちからキノコを奪うことは、子どもたちをシンナーや他の危険な麻薬に走らせるにすぎない。都会の路地で、ストリートチルドレンとなった彼らの姿が目に浮かぶ。現時点で子どもたちによる幻覚キノコの利用は、彼らに残された困難な現実への最後の適応手段と思える」だった。

子どもたちが生きる現実社会では、呪術文化は失われつつある。もはやサビナのような伝統的な治療者は求められない。幻覚植物の成分であるシロシビンは、従来の抗うつ剤より副作用は弱いとの研究成果は出ているが、薬物効果への安易な盲信はこれらの植物が〝神の植物〟から〝悪魔の薬〟に変身する危険性をおおいに含んでいる。

1990年代、幻想的世界に親和性の強い思春期の日本の若者たちの間で、この幻覚キノコやサボテンなどの乱用が急速に広がった。そして、これらを食べて生じた若者の異常言動は、社会的問題となりマスコミでも大きく取り上げられた。幻覚植物を神の植物として、宗教目的で利用する文化は現在の日本に存在しない。グアテマラの子どもと同様に、日本の若者も幻覚剤などの薬物を用い、あるいは、コンピュータ上の仮想空間でファンタジックな世界で、仲間と共に、現在社会で傷ついたこころの苦しみから解放されようと、あるいは空虚なこころを満たそうとしていることには変わりない。その若者の傷ついたこころを癒し、空虚なこころを満たす方策を考えない限り、これらを禁止するだけでは解決にはならない。

異空間に移行するための幾何学模様

宗教儀式に際し、私の調査地であるメソアメリカの呪術師は、神々が住む異空間に旅立つ時、東西南北を示す四辺形を描き、その中央で香を焚き祈る。その四隅は人間が住む大地を支える神によって守られていると信じている。そして、私たち人間も東西南北を示す四色（赤、黒、黄、白）に大地の中央を示す一色（緑、または青）を加えた五色で構成されていると、マヤ人は考える。神に祈る際、お香（コパル）や白砂糖で東西南北の四方向を指し示す十字を描くことが多い。そして、その交点が、神々が住む世界への入り口になると考えていた。

そして、この神聖な四辺形の四隅から引かれた線の交点に座った呪術師は、幻覚植物の作用と、高度な訓練で得た集中力によって特殊な精神変容状態に至る、つまり宇宙の中へと突入することができる。

このように幻覚植物を摂取することによって、特殊な意識状態に導かれることは古くから報告されている。この作用の強弱は、幻覚植物の種類と摂取量によって異なる。幻覚キノコの成分であるシロシビンによる幻覚体験では、神秘的な体験が多く、神聖さ、肯定的な気分、時空の超越、さらに言葉で表現しがたい感覚の変化といった報告が多い。統合失調症の症状に似た幻覚や妄想が生じる覚醒剤精神病とは異なり、私が第一章（マリア・サビナの夜会体験）で記述したように、視覚的に美しく、色彩豊かだが、変化の激しい幻覚が多く出現するのが特徴だ。

大脳の前頭前皮質は他の脳領域との広範なネットワーク・脳内ネットワークを通じて、思考、行動、感情をトップダウンに調節している。特に、扁桃体を通じて感情調節していることが知られている。ストレス状況下では、脳内のノルアドレナリンやドーパミンといったカテコールアミンレベルが過剰となると、前頭前皮質がオフラインとなり、扁桃体を中心としたボトムアップの原始的な脳回路が強化される。それに対し、セロトニンの作用の一つは、ノルアドレナリンやドーパミンの働きを適度に保ち、不安やイライラを抑え、また、感情が暴走するのにブレーキをかける、人の気分、つまり精神状態をバランスの良い安定した状態に保つ作用があると言われている。

これまで幻覚植物の主成分でありセロトニン受容体に親和性が高いシロシビンやＬＳＤは、その機能を混乱させると考えられてきた。しかし、最近の研究で、幻覚植物の主成分であるシロシビンは、適量であれば脳内のネットワークの統合性を高めるとの報告が続いている。脳内のさまざまな領域は神経線維でつながっていて、巨大なネットワークを構成している。そして、記憶や注意などの認知機能は、この脳内ネットワークに支えられていることがわかってきた。統合失調症やＡＤ／ＨＤなどの障害における脳内ネットワーク不全に関する研究につながっている。脳内ネットワークの機能不全が生じると、領域間で情報が正常に伝達されず認知機能が低下し、さまざまな脳の機能障害が生じることがわかってきている。

呪術師は、幻覚剤の作用と、訓練で得た高度な集中力という強力な2つの力の相乗作用を巧みに利用する。幻覚植物を処方された患者、例えば、統合失調症の幻覚妄想状態で苦しむ患者はさらなる混乱状態で悶え苦しむ。他方、幻覚植物を食べた治療者・呪医は単調な踊りの後、瞑想状態となり肉体から魂を離脱させ、神々が住む世界へと飛翔させることが可能となる。しかも幻覚植物を摂取した状態下で、自らの魂を統御することが可能となるのだ。

また幻覚の発生機序に関してはさまざまな説がある。現在のところはっきりとはわかっていないが、一説には、中脳辺縁系のドーパミン神経の過活動説がある。ドーパミン作動薬が副作用で幻覚を起こすことや、幻覚に対してドーパミン拮抗薬である抗精神病薬が有効なことから、この説が唱えられている。

これまで幻覚剤による急性症状が、統合失調症の症状に類似するため多くの研究がなされてきた。その一つに、被検者にＬＳＤ-25を投与することで生じた症状や生理学的変化などを、統合失調症のものと比較研究する実験がある。その結果、被検者では統合失調症に比べ、対人接触性は良好であることや会話内容が乏しくなるといった共通点が認められるが、幻覚や妄想内容を比べると、被験者では現実に密着した内容が出現し、しかも幻覚では幻視が中心で楽しい内容が多く、被害的な内容が多い統合失調症の症状と明らかに違っていることが指摘されてきた。

一方、幻覚剤の慢性中毒症状は慢性統合失調症の症状に類似すると報告されている。例えば、孤立した自閉的生活を送る傾向や感情の平坦化、そして宗教的、あるいは神秘的で、時には衒奇的でパラノイアックな思考形成などが、両者にみられることである。幸いにも、今回私がインタヴューした、幻覚キノコを常用していた子どもたちの対人接触に問題はなく、意欲の減退や感情の平坦化などの中毒性精神病の症状は見られなかった。

マリア・サビナの夜会を私が体験した時、最初にみえてきた幾何学模様は現実的な風景となり、それまではTVをみるように眺めていた幻像の中に、やがて自分自身が登場していた。そして私は、おとぎの国のような村で女友達と語り、ある者は羽毛のある蛇の神と出会ったという。

このように通常の感覚、意識状態から過度にセンシティブな状態を経て、特殊な意識変容状態に移行する際に、幾何学模様がスイッチの役割を果たしていることがわかった。マリア・サビナは毒キノコなどを食べずにトランス状態に入るが、その時は幾何学模様を思い浮かべると、私に教えてくれた。彼女は、酒や煙草ではなく、この幾何学模様でフラッシュバック現象を誘発していた可能性がある。

このことを考えると、古代メソアメリカ人が、神と対話する神殿の壁面に、偏執的なまでに幾何学模様を描いたことが理解できる。そして、古代だけでなく、現在のメソアメリカの先住民の暮らしの中でも、聖なる幾何学模様に出会うことができる。例えば、神の目〝オホ・デ・ディオス〟がその一つである。これはウイチョル族のお守りで、木で作った十字に色鮮やかな毛糸を巻きつけたものだ。子どもが1歳になった時、無事に成長することを願って神に捧げるのだ。またある地方では、副葬品として神の目を埋葬する。いずれも、悪霊や諸精霊から子どもや死者の霊魂を守るためのものだとされている。すでに述べたように、邪悪の目から赤子の魂を守ろうとする母親の眼差しが、この神の目である。また、先住民の女性は、目を見張るような幾何学模様を刺繍した民族衣装を身にまとっている。彼らは、女性の霊魂は男性のものより弱いと考えており、女性の霊魂を聖なる力で守るために、幾何学模様をあしらった衣装が必要なのだそうだ。

古代から現在に至るまで、メソアメリカの先住民の人たちが、左右対称の彩色幾何学模様に聖なる力を求めようとしていることはたしかだ。

左右対称の図形といえば、身近な例ではマンダラに思い至る。マンダラは単純な円形を描いたものから、複雑な観音像を配したものまでさまざまだが、その基本はやはり左右対称の幾何学図形だと私は考えている。インドの僧は、最初はマンダラの前で瞑想する。そして訓練を積むと、僧はマンダラを必要としなくなるのだと研究家から聞いたことがある。僧はこころの中にマンダラを浮かべ、宇宙的結合状態という特殊な精神変容状態に入る。また、頭部外傷などにより一度視力を失った人が、視力回復過程で最初にみるのは幾何学図形だと報告されている。

このように幾何学模様は人間にとって原初的知覚といえるのかもしれない。現実の知覚と、脱および超現実的な知覚の間を往き来する際に、幾何学模様は必要不可欠なスイッチのような役目を果たしているのかもしれない。

幻覚発動性植物の慢性毒性

私がこの神聖な植物に興味を持ったのは、1982年に幻覚キノコ使いとして世界的に有名なメキシコ・オアハカ州ワウトラ村の女呪術師マリア・サビナの夜会に参加してからのことだった。すでに述べたが、夜会でキノコを食べ1時間ほど経過して、目を閉じると光で描かれる左右対称の彩色幾何学模様が流れるように出現した。その後約4時間にわたり、童話に出てくるような村で、日本人女性と語る体験と、月が放つ七色の光の渦に巻き上げられ天に昇るようなファンタスティックな体験から至福感に満たされた。

その時、私はヴィジョンの中に出現した知人の顔や声のリアルさに驚いた。かつて神官が見た神々は、いかに生々しい姿であったか、そして、一国の運命を左右するような重大決定を、なぜ、王が幻の声に従いいとも簡単に下したかをようやくわかったような気がした。

以来、私はマヤ地域で幻覚植物の種類や分布、宗教や医療目的での使用事例、さらには古代遺物や伝説に表現された幻覚植物のモチーフなどを調べていった。

私は、10年以上かけ古代マヤの神官が、幻覚植物を宗教・医療目的に利用していたことをようやく証明することができた。しかし、幻覚植物が古代マヤの神官の精神構造や脳にいかなる影響を与えたかを知るすべがなく困っていた。検査をするには、幻覚植物を使用する現在の呪術師の数は少なすぎた。また、これまでの幻覚剤を使用した実験は、急性毒性の実験に限られていた。幻覚剤の慢性乱用事例の臨床研究報告は、なされてはいるがほとんどが多剤乱用事例で、幻覚剤単剤による慢性毒性の研究は極めて稀であった。サンタ・エレナ・バリジャス村の村人には迷惑なことと思いつつ、神が私に与えてくれたチャンスを逃してはと意気込んで調査を行った。

調査には、英国オックスフォード社の小型形態脳波計ZM‐908Aを用いた。そして、キノコおばさんの家を借り、照度を落とした静かな環境で国際10-20法F3、F4、C3、C4、P3、P4、O1、O2から導出した双極誘導にて安静覚醒閉眼時、開閉眼時、過呼吸賦活時における脳波を磁気テープに記録した。そして、帰国後、長時間生態現象記録再生装置DME‐9210を用い脳波記録を再生し、視察にて脳波を判読すると共に、開閉眼時の変化を知るためCSA（Compressed Spectral Array, Bickford et al., 1973）表示した。

その結果、調査中に親しくなり幻覚キノコ常用歴がある8名（児童3名、成人5名）の協力を得て、脳波を記録することができた。

検査結果は、視察上は安静閉眼時の基礎波は9〜11Hz、30〜40Vのα‐Rythmを後頭部優位に認め、過呼吸賦活においても全員に異常を認めなかった。しかし、通常は開眼後1分もすればα波の再現が通常みられるが、幻覚キノコ常用者の成人2名のCSAにおいて、2分内にα波の再現がみられなかった。つまり、開眼時のα‐waveの再現時間ReAT（Reappearance Time）の遅延が認められた。

神川（1992）は、ReATの延長を認めた症例には、意識の過剰な清明状態が認められることから、ReATは脳幹の賦活レベルを表すとしている。また、脳の過覚醒、あるいは慣れの起こりにくさは、精神の高度の緊張状態を生じる統合失調症や他の精神病状態にもみられる。このことから、α‐waveの再現時間ReATの延長は、脳幹賦活レベルの異常に高い状態を表していると考えられる。今回の脳波知見はシロシビンの慢性毒性により生じた可能性があると思われた。

また、同様の脳の過覚醒の状態は、私が観察した内戦被害者のPTSDの症例にも認められた。すでに述べたよう最近の研究成果は、シロシビンがさまざまな心理的苦痛を緩和する効果を証明している。しかし、今回の実験結果が示すように、薬物は効果があれば、必ず副作用もあることを心しなければならない。

第4章　マヤの地で見た夢

1．アティトラン、花咲き乱れるマヤの地へ

1979年の夏の終わりに、メキシコ・チアパス州でマヤ系ラカンドン語を話す人たちの集落で調査を終えた後、私は陸路で国境を超え、グアテマラの山道を二等バスに揺られながらグアテマラ市に向かっていた。2度目のグアテマラ訪問だった。当時、国境からグアテマラ市までは、バスでスムーズに走っても半日以上を要したので、私はパナハチェルで1、2泊滞在し、可能ならばマヤ人の伝統的な集落、サンティアゴ・アティトランに足を延ばしたいと考えていた。ガイドブックに、「世界一美しいアティトラン湖畔にある街パナハチェルは、色鮮やかな民族衣装をまとったマヤ人で賑わう朝市が素晴らしい」と紹介されていた。まだ薄暗い日の出前に国境の町を出て、雨が降り続くなか、すでに10時間以上バスは走り、私は気分が滅入っていた。アティトラン湖の深いブルーの湖面は、そんな私の目を見張らせた。ようやく、町の中心部でバスを降りると、人影はまばらだった。新婚カップルとバックパッカーのメッカと呼ばれるにには、あまりにも寂しい街並みだった。朝市はみられず、バス停からアティトラン湖の桟橋へと伸びた観光道路の両脇に並ぶ土産物屋も、ほとんどが戸を堅く閉ざしていた。私

は不気味な静けさに不安を覚えた。安宿が見つからず、財布を気にしながら高給そうなホテル・ラゴに入った。200人は収容可能なホテルに客は数人しかいないようだった。豪華なレストランで私は一人夕食を取りながら、ガラス越しに黒くべっとりとした湖面と対岸を眺めていると、サンペドロ火山の左端に小さい灯りが群がっているのが目に入った。

暇を持て余していたホテルのボーイに、

「あの灯りは何ですか」

と訊くと、

「サンティアゴ・アティトランの街の灯りです。何もないですよ、それにホテルはありません」

とそっけない返事が返ってきた。

あそこがサンティアゴ・アティトランか、とぼんやり眺め、私は食事を続けた。後に私のグアテマラでの調査の拠点になるなどと、この時は想像すらできなかった。

結局、この時はサンティアゴ・アティトランに足を踏み入れることなく、ホテル・ラゴに1泊して、友人と会う約束をしていたグアテマラ市に急いだ。

グアテマラでは、内戦が激化の一途を辿っていた。私が滞在していたグアテマラ市のホテルに近いグアテマラ宮殿前で、百数十人の死傷者を出すテロがあった。私の宿泊先のホテルの窓ガラスの多くも粉々に砕けた。私は友人の勧めでメキシコに逃れ、それから1984年までメキシコ南部のチアパス州で、グアテマラの惨劇を伝える悲しい知らせばかりを聞きながら調査を続けることとなる。

マヤ文明は、現在のグアテマラ共和国を中心に、メキシコ合衆国南部のチアパス州、タバスコ州やユカタン半島の諸州、ベリーズ国（旧英領ホンジュラス）、ホンジュラス共和国、そして、エルサルバドル共和国にまたがる、日本の本土とほぼ同じ面積の地域で栄えた。私はメキシコ南部のチアパス州で調査を続けていたが、マヤ文明が栄えた中心地で、まだ純血のマヤ人が多く暮らすグアテマラに拠点を据えて調査をする機会を熱望していた。

グアテマラの征服の歴史を振り返ると、1492年にスペインのクリストーバル・コロン（コロンブス）がアメリカ大陸を「発見」した後、マヤ地域にもスペインからの征服者がやってきた。そして、スペイン人の征服者ペドロ・デ・アルバラードは、1524年に現在のグアテマラとなる地域の征服にとりかかる。アルバラードはまずカクチケル語を話す人たちの協力を得て、マヤ系キチェ語を話す人たちの都クマルカフ（現在のウタトラン）を1524年に攻略し、マヤ系カクチケル語を話す人たちの都イシムチェに本拠地を構えた。しかし、カクチケルとの同盟関係はごく短期間で破綻し、カクチケルは都を放棄してスペイン人の征服に抵抗するようになった。1526年に脱走兵の放火によってイシムチェは破壊され、アルバラードは現在のシウダー・ビエハに新しい首都を建設した。さらに、イシムチェの近くにあるテクパンに都を移したが、1541年7月にアルバラードは死亡し、この年の9月にアグア火山の噴火によってテクパンは全壊してしまった。その後、現在世界遺産となっているアンティグア・グアテマラが首都となった。1544年スペインはグアテマラ総監領をおき自治権を与えた。そして、1773年にアンティグア・グアテマラは地震により壊滅的な被害を受け、1776年にアンティグア・グアテマラから現在のグアテマラシティへと遷都した。このようにグアテマラは1524年から約300年間スペインの植民地となっていた。

スペインは、ラテンアメリカをはじめとする征服し植民地化して得た土地や財を、スペイン王に忠誠を誓った臣下に分配した。その結果、一部の人の大土地所有制度ができ上がった。レパルティミエント（注1）と呼ばれる制度で、メソアメリカではアシエンダ、南米ではエンコミエンダ制度（注2）と呼ばれることが多い。現在もグアテマラでは、一部の富裕層が南部の海岸地帯や低地でサトウキビ畑やバナナ園を経営している。その富を活用して都会で、いろんな経済活動を行っている。ところが、地方ではこの大農園制度が衰退する傾向にある。地方ではアヤウトラ村のようにカシケ（ボス）と呼ばれる地主が2名いたが、サンティアゴ・アティトランでは、大土地所有者の子どもたちが、街でその富を使い果たし、土地を先住民に売るケースも出てきている。

1821年にグアテマラが独立した後も、このアシエンダ制度は続き、ごく一部の寡頭支配層が国を動かすといった支配体制は現在も変わらず、マヤ先住民は物質的に恵まれない境遇に置かれている。さらに国を牛耳る一部の富裕層に支持された軍事政権が続いたため、サンカルロス大学の教員などに支援を受けて、貧しい農民が立ち上がる抵抗活動が続いた。1970年代に、レジスタンス活動が活発になり、軍は将軍一人が殺されると、サンカルロス大学の15名を無差別に殺害すると宣言し、部隊をキャンパスに突入させ実行に移した。1980年半ばから、私はサンカルロス大学の民俗学研究所に出入りしていたが、共同研究者のエルバ・ヴィジャトロ主任の車のフロントガラスに、死体がはりつけられていたことがあった。

1984年7月17日、私は午後6時10分発のパンナム（パンアメリカン）航空で5年ぶりのグアテマラに向かっていた。一部の地域で調査が可能になったとの連絡がグアテマラの仲間から入ったからだ。まだ連日のように、軍とゲリラの戦闘が新聞紙上を賑わせていたので、機中にはさすがに観光客らしい姿はみられず、アメリカ合衆国からの乗客はたった十数名の寂しい飛行となった。2，000メートル級の火山に囲まれた、当時人口約200万人のグアテマラ市が視界に入ってきた時、それまでの意気込んでいた気持ちが萎え、急に身震いしたのを覚えている。

グアテマラ市に着くと、まず私はサンカルロス大学の民俗学研究所を訪ねた。

「マヤの宗教・治療儀礼やこころの病の調査を行うのには、どの地域が良いですか」

との私の問いに、当時のセサル所長はサンティアゴ・アティトランの名を挙げた。ちょうど、研究員の一人が、蒸し風呂テマスカルが健康に及ぼす影響を調査するために、現地に入っているとのことだった。しかも、その研究員の専門は医療人類学とのことだ。

大喜びした私だったが、

「まだサンティアゴ・アティトランでは銃撃戦が続いています。危険だから訪問はやめたほうがよいです」

サンティアゴ・アティトラン訪問の意思を伝えた私に、日本大使館から忠告が返ってきた。

7月25日、私は迷いに迷った末、セサル所長からいただいた、研究員ヴィジャトロ氏への紹介状を手に、サンティアゴ・アティトランに向かった。私にとっては、待望のマヤ人が住む大きな集落なので、またとないチャンスの到来だ。

マヤ人は、居住地によって低地と高地に二分され、24の言語（グアテマラ政府は22言語を認めている）を話すグループに分けられている。

低地マヤ人とは、壮大なマヤ古典期の神殿が眠るグアテマラ・ペテン地区を中心にメキシコからホンジュラスに広がる熱帯雨林で暮らす人たちだ。現在、低地には都市から移住した人たちが多く住む。一方、マヤの伝統的風俗習慣を伝える集落は、低地よりもマヤ古典期では脇役だった高地に多い。現在、高地マヤ人は約700万人いるといわれ、チアパス州からグアテマラ市に向かって伸びる海抜2、000メートル級の温和な気候の高原地帯で、伝統的な生活を営んでいる。

このサンティアゴ・アティトランは、首都グアテマラ市の南西部約75キロメートルに広がる高原に位置するソロラ県にあるマヤ先住民の街だ。ここには高地マヤ人のツトゥヒル語を話す人たち（注3）が住んでいる。言語的には、人口が一番多いキチェ・グループに近いが、それでも彼らはお互いに言葉は通じにくい。ツトゥヒル Tz'utujil

（注1）レパルティミエント：スペインが植民地経営のために採用した先住民の労働力徴発制度。

（注2）エンコミエンダ制度：一定地域の先住民を委託する制度であり、エンコミエンダの信託を受けた個人をエンコメンデーロと呼んだ。征服者や入植者にその功績や身分に応じて先住民を割り当て、一定期間その労働力を利用し、貢納物を受け取る権利を与えると共に、彼らを保護しキリスト教徒に改宗させることを義務付けた。

（注3）最近はツトゥヒル族という言葉を使わないようになっている。

のTz'utujは〝トウモロコシやサトウキビの花咲く地〟を意味する。マヤは、テオティワカン、トルテカ、そしてアステカなど、メキシコ高地に栄えた文明の影響を受けてきたので、この街や湖も、メキシコ高地の先住民の言語ナワトル語で〝湖の近く〟を意味するアティトランと呼ばれてきた。本来ツトゥヒル語では、この地をチヤChiyaと呼ぶ。このソロラ県の東部を占めるアティトラン湖は、『1984年』で知られるイギリスの作家ジョージ・オーウェルが「世界一の美しさ」と評したほどの美観を誇り、その最長部直径は24キロメートル、最深部は330メートルある。そして、3,020メートルのサンペドロ山、3,158メートルのトリマン山、そして3,535メートルのアティトラン山の3つの火山に囲まれている。［口絵9］

サンティアゴ・アティトランは、アティトラン湖の南岸の入り江に面している。その奥に荒波から守られた静かな湖面が拡がり、まるで小さな湖の観を呈する。その湖岸の平地にサトウキビやマンゴー畑が、そして、サンペドロ山に続く斜面にはトウモロコシ畑が広がっている。現在、このトウモロコシ畑は、ことごとくコーヒーの木に変わってしまった。そして、真向いの丘陵地帯にチュティナミ遺跡がある。

現在、アティトラン湖畔のツトゥヒル語を話す人たちは、南沿岸のサンティアゴ・アティトランを中心に、西沿岸のサンペドロ・デ・ラグナ（住民の大半はカクチケル語を話す）などの主に7つのムニシピオに住んでいる。ツトゥヒル人は、2002年に約8万人いたと報告されている。

キリスト教の普及にもかかわらず、ツトゥヒル人は20世紀まで伝統的なマヤの生活を送っていた。（注1）サンティアゴ・アティトランでは内戦が活発だった頃に、ゲリラと間違えられるのを恐れ、一時、民族衣装を身に着けなくなっていた。内戦終結後、再び男性の大部分と女性のほぼ全員が伝統的な衣装を身に着けるようになった。しかし、内戦による伝統的な文化の破壊、そして、都市への人口集中や和平協定締結後の海外からの支援による道路網の整備などにより、生活は急激に変化している。

（注1）ツトゥヒル王国：ツトゥヒル人を含めグアテマラ高地マヤ人の祖先は、メキシコのカリブ海岸地域、現在のタバスコ州やベラクルス州に住む強力な民族であった。しかし、彼らの間で内部抗争が生じ、グアテマラ高地へ移動したと考えられている。この海岸地域からグアテマラ高地への大移動は、紀元後９００年頃、つまりマヤ古典期の終わりと、後古典期の初めの2回行われたと考えられている。ツトゥヒル語を話す集団も、この時にグアテマラに入り、サンティアゴ・アティトラン市の対岸にあるチュティナミChutinamitの丘にアクロポリスを建設し、鷲の館と呼んだとされる。その遺跡は今も残っている。先住民の年代記によると、これらのグアテマラ高地に到着したグループはチピシャブChipixabと呼ばれる山に昇り、会合を行っていたと言われている。このチピシャブでこれらのすべてのグループが参加して、暁の儀式サキリバルを行なっていた。この儀式は日の出前の金星を崇める儀式で、犠牲を捧げ、香をたき、踊り歌ったと伝えられている。この儀式は52年周期の年の開始時に行なうアステカの儀式に類似している。アステカは、スペインによる征服時にメキシコ高地を支配していた大帝国である。ツトゥヒル語を話すグループは、文化的にマヤ系最大のキチェ語を話すグループと関係の薄い、独立性の強い文化を有している。現在も異なる政治行動をとることが多い。カクチケル語を話すグループはアティトラン湖北岸に到着後、チヤに拠点を築いていたツトゥヒルと闘い湖を半分に分割することに成功し現在に至った。

2. トウモロコシの花――チャワハイ家の人たちと

夕刻から朝方にかけて、嵐のような強い北風が湖上を吹き荒れ、何者も近づけない。しかし、まばゆい陽光が湖面に差し入る頃には、優しい南風〝ジョコミル〟に変わり、村人は一斉に凪いだ湖上へと小舟をこぎ出す。窓を開けると涼しく爽やかな風が入ってきた。この爽やかな風を受けて湖面は微かに波立ち、囁きかけてくる。すでに遠くで小舟が4、5隻集まっている。波が静かな間に漁をしているのだ。

私はチャワハイ家に急いだ。

初めてサンティアゴ・アティトランを訪問した時、私が教会前の中央公園を歩いていると、子どもたちの明るい声が平屋の家屋から漏れてきた。広い窓が開けっぱなしだったので、室内を除くと一人の若い先生がギターを抱えて歌い、その周りを子どもが取り囲んでいた。私に気付いた先生が室内に手招きした。

「私の学校にようこそ、私はベンハミンと言います。小学校の教師をしています」

先生が歌うのをやめて手を出してきた。

「歌を教えているのですか」

と、私が訊くと、

「ここは小学校です。今、社会の歴史の時間です。私たちの祖先のマヤの歴史を教えています」

笑顔で答えた。

子どもたちの多くは、家庭ではマヤ語を話していた。それで、彼は学校で公式にはスペイン語で教えるのだが、その際にマシモンの家で耳にしたリズムでマヤの歴史を歌って教えていた。

彼は、その日の夜に彼の家に私を招待してくれた。彼は教会の近くの一軒家を借りて奥さんと2人の子ども、そして、妹のマヌエラと暮らしていた。奥さんも近くの村で学校の先生をしていたので、スペイン語を話した。妹のマヌエラが幼い子どもたちの世話をしていた。外国人の私のためにコッペパンを買ってくれていた。そして、フリフォーレスと美味しい鶏のスープ。彼らは日本に興味があり話が弾んだ。

小学校の教師をするベンハミン・チャワハイとの出会いだった。

私は村にまだ知人もなく、夜に毎日のようにベンハミンを訪問するようになった。

彼はサンティアゴ・アティトランの出身でなく、先生の職を求めて大きな街から働きに来ていた。

チャワハイ家に出入りするようになったある日のこと、村が急に活気をみせ、女たちが慌ただしくトウモロコシのお粥（アトーレ）やトウモロコシの肉団子（タマーレ）を作り始めた。トウモロコシの収穫の儀式が迫っていたのだ。儀式当日、村の長老（マヨルドモ）や呪術師が総出でトウモロコシ畑、ミルパに出掛ける。チャワハイ家でも祭壇を花で飾り、白と黄色のロウソクに火を点して熱心に祈り始めた。そのお陰で、私は久しぶりに鶏の肉入りの美味しいタマーレにありつけた。

街からきたチャワハイ家はミルパを所有していなかった。トウモロコシの収穫の光景を知りたがる私の気持ちを察し、彼は画家友達の友人のマルティンを紹介してくれた。ベンハミンに連れられ初めてマルティン家を訪れた時、奥さんの顔を見てびっくりした。日本人の友人の奥さんそっくりだったのだ。湖を見下ろす斜面に沿った二階建ての大きな家に住んでいた。マルティンは村では若手の有名な画家の一人だったが、それほど収入はなく、農作物と奥さんが織物をして生計を支えていた。とにかく夫婦の笑顔が素晴らしかった。特に何を助けてもらうというのでもなかったが、以後、調査に疲れるとマルティン家を訪問するようになった。心が癒された。

マルティンが、その年初めてのトウモロコシの収穫の様子を見せてくれることになった。学校があって参加できないベンハミンに変わり、マヌエラが、私の世話役についてくれるようになった。小舟でサンペドロ火山の麓に渡り、岸からトウモロコシ畑までは30～40分山道を上らなければならなかった。

湖辺から見上げると、サンペドロ火山の首元まで、緑一色の畳を敷き詰めたようなトウモロコシ畑が広がる。最上部の畑まで村人は毎日何時間もかけて登っているのかと考えると、私はため息がでた。

トウモロコシ畑に入ると、遠くから眺めた光景と異なり、もろく崩れやすい大岩があちこちに頭を突き出していた。急な斜面にある細い山道は、前夜の雨で水をたっぷりと含み、滑りやすくなっていた。それで、トウモロコシの葉を掻き分けながら畑の中を歩いて登ると、随分顔や腕を傷つけた。汗びっしょりとなり息を切らす私をみて、マヌエラはクスクス笑いながらサボテンの実をもぎとり、その一つを私に差し出した。梨を水っぽくした味の果実が、熱っぽくなった体を冷やし、疲れをやわらげる。実に美味しかった。

「このトウモロコシだ」

マルティンは、子どもの成長を喜ぶような仕草で、一本の黄色く立派な実をつけたトウモロコシの前に背負ってきた机を置いた。

「では、始めるか」

30年間村人の治療をしている67歳のベテラン呪医ベルナディーロは、机の上に13個の樹脂でできたお香を並べて焚くと、香炉を振りながら大声で大地の主に鍬入れの許しを請い始めた。マルティンは祭壇の前に黄色いロウソクを点し、さらにタマーレや地酒を並べた。

祈りが一段落すると、そのトウモロコシが摘み取られた。皮をむいて、1つ2つと結び合わせて輪にする。翌年の種にされるトウモロコシだ。6月の雨期直前の種播き時まで、天井から吊して大切に保管される。そして、翌年、呪医にマヤのカレンダーで良い日をみてもらい、トウモロコシの種を播いてゆく。その時の儀式は村を挙げて盛大に行われる。

祈りが終ると、男たちは別のトウモロコシを摘み取り始めた。一方、女たちは火を起こし、一週間分のトウモロコシの外皮を剥ぎながら昼食用のトルティーヤを温める。

マルティン家の人たちは、朝食と昼食は大抵トルティーヤと黒豆ですませる。味付けは塩とチレだ。

仕事の手を休めると、彼らはピュー、ピューと口笛を鳴らした。すると、遠く離れた畑から口笛が吹き返される。「おい頑張っているか」「頑張っているよ、そっちは」と、彼らは口笛で意思を伝える。日本では目は口ほどに物を言い、との諺があるが、ここでは口笛だ。

右手下方から、リズミカルな口笛が聞こえてきた。その方向に目をやると、緑の畑に赤や白の原色がスゥーッと浮び上がってくる。まるでトウモロコシが赤や白の花をつけたようだ。美しい花を意味するツトゥヒル人。トウモロコシ畑の村人は、まさに美しい花そのものだった。

「少しはここの食事に慣れたようね」

まだ湿気を含んだ大地に腰を下ろし、トルティーヤに塩をつけて頬張る私に、マヌエラが話しかけてきた。トウモロコシの根元で、チレやカボチャが顔を覗かせている。

「ドクトルはマヌエラ並みだな」

麻袋に詰めたトウモロコシを額で支え切れずに尻餅をついた私を見て、マルティン夫婦が笑った。

村に戻ると、蒸し風呂（テマスカル）が用意されていた。アティトランの村人は、体が衰弱するからと水浴びを嫌い、蒸し風呂をよく用いていた。マルティン家の湖を見渡せる一階の庭先にも、日乾しレンガを積み上げた半円形の小屋のテマスカルがあった。室内は2、3人が背を丸めて入るのがやっとで、室内に設けられた小さなかまどで石を焼き、その上に水をかけ蒸気を発生させる。沐浴の際、村人は体を熱くするためのいろんな薬草を用いていた。特に、冷たい病の治療やお産の後の体力の回復に、呪医や村の産婆さんコマドロナはテマスカルを用いていた。体を構成する空気、太陽、火、大地、そして、水の5つの要素（注1）のバランスが乱れると、「冷たさ」と

（注1）地方によっては東西南北、大地、天空に対応する6色で表現される。

「温かさ」のバランスが乱れる。この冷たい、温かいは体の温度と関係がなく、白、緑、そして、薄い色は冷たい要素を強くすると考えられていた。冷たい病には、慢性的な下痢や呼吸器の病気が多く含まれていた。冷たい要素が勝ると、体が衰弱すると恐れられていた。食べ物も体を冷たくする野菜と、温かくする野菜に二分されていた。冷たくする野菜の代表に青野菜があった。スペイン人が入り青野菜を栽培するようになってからも、マヤ人はなかなか食べようとしなかった。下痢や呼吸疾患で苦しんでいる人が多く、ホウレンソウなどの青野菜は病を悪化させると恐れたからだ。最近では、体温との関係で冷たい、熱い病が語られるようになってきている。彼ら呪医の診断を理解するのは容易ではない。同様にバランスが乱れてなる病の一つに「黄色い病」があるが、この病は太陽の炎に対応する血液の赤い色が薄くなって生じると考えられていて、咳を主症状とする結核などの病を含んでいた。彼らの病名を西欧医学の病名に当てはめるのは難しいことがだんだんとわかってきた。

私はこの蒸し風呂が苦手で、マルティンが体を屈めてテマスカルに入ったのを確かめると、こっそり抜け出し、坂道を下り水浴びするために湖に飛び込んだ。

岸辺を振り返ると、4、5人の娘たちが水がめを頭に乗せ、言葉を交しながら坂道を下ってくる。夕食の準備が始まる頃だ。

彼女たちは紺の縞模様の直線断ちのスカート（コルテ）をたぐり上げ、なるべく深く湖に入り、澄んだ水を汲もうとする。コルテの間から、ちらっとのぞかせる脚は実に色っぽい。水がめで水面を大きくかき、その後、さっと掬う。その内、一人が私の存在に気付いて悲鳴を上げた。娘たちが驚いて急に体を起こしたため、たぐり上げたコルテの裾が湖面に落ちた。私は逃げるように冷水に潜り、少し沖に出た。

再び頭を持ち上げると、桟橋から少し離れた水辺で、5、6人の娘たちが洗濯している光景が目に映った。そこへ村の青年たちが、口笛を吹き、ステップを踏みながらやってきた。最初、彼らは娘たちを遠巻きにしていた。しばらくして、一人の青年がそっと背後から忍びより、娘の肩に触れるように恐る恐る叩いた。怒った娘は湖水をすくうと青年に浴びせ、彼を追い払おうとする。それに悪びれる気配もなく、別の青年が娘のスカーフを奪って逃げた。娘は嬌声を上げ、後を追う。

「ドクトル、アティトラン湖で泳ぐと日本に帰れないぞ」

ベンハミンの声に振り返った。小学校は午前中だけだ。蒸し風呂あがりで全身から湯気を立てたベンハミンが、桟橋に腰をおろしていた。彼はギターを手にしていた。

アティトラン湖にまつわる多くの口頭伝承がある。その一つに、天使のような小さくて可愛い人の伝説がある。この小さな人は、普段は湖底奥深くに住み、湖中に若い男性を見かけると、多数の小さな人が男にまとわりつき、花の周りを舞う蝶々のように男の周りを泳ぎまわっては地下の神が住む湖底へと連れ去ってしまうというのだ。

昔、親の反対で思いを遂げることができなかった王女が、湖に身を投げたのだが、その屍は永久に浮かんでこなかった。この小さな人が、王女の死を哀れみ、神のもとに連れて行ったというのだ。それで、この王女の恋人と間違われると神のもとに連れて行かれ、二度とこの世に戻れないと言われている。万が一生きて戻っても村から離れられない、村外に逃げても地下界の神がすぐに連れ戻すと、言い伝えられていた。

「あの連中はどうかしている、この村で男女が外で戯れるのをあまり見かけないのに」

私が言うと、

「適齢期の青年と娘は別さ」

ベンハミンは悪戯っぽく片目を閉じ、ギターを弾き歌い始めた。

アー、何と美しい私の村

私のサンティアゴよ

火山の合間にその素晴しい姿を、誇らしげに見せる

岩山の間を小道が上り下りする
ツトゥヒルの祭りだ、毎日が
アー、何と美しい私の村
私のサンティアゴよ
これから、愛が芽生える
私と可愛い恋人ファナの
イエスかノーか
ティナハ（水がめ）が破裂するまで放っておこう
さあ、ファナ
お前は布を織り、トウモロコシの粉をひく
そのかたわらで、子どもたちが戯れては、
お前を困らせる
この村を愛するお前は、汗を流し働く
アー、何と美しい私の村
私のサンティアゴよ

ベンハミンは、これが〝愛の祭〟の歌だ、もう一曲教えてやろうと続けた。

素晴らしい、私のサンティアゴよ
素晴らしく、感動的な風景
石ころがちらばる岸辺で
青い湖上で

波は打ち戯れ歌う
大いなる火山よ
澄みわたった青空と湖面
そして、戯れ遊ぶ波
ツトゥヒルの小舟が陽光を反射する
入江のアティトラン村で
私はいつまでも幸福に暮らしたい
小舟を、楽しくあやつりながら
湖の青い湖上で
入江のアティトラン村で
私はいつまでも幸福に暮らしたい
ギターを楽しく奏でながら
この青い湖上で
素晴らしい、私のアティトランよ

この歌声が青年と娘たちの耳元まで届いていたのか、腕を組んでスキップを踏むカップルができ上がっていた。

「今年中に誕生したカップルは、焼畑が終った7月に神の前に集い結婚式を挙げる、それは素晴らしい結婚式だ」

「マヌエラも、そろそろ良い相手を探さないと」

ベンハミンはギターを弾く手を止めると、大きく一息ついて呟いた。

村の女性の結婚適年齢は早い。たいていの女性は15、16歳で結婚する。マヌエラは、中学を出て教員養成学校で学んだため、20歳を過ぎても独身だった。私が振り返ると、いつの間にやって来たのか、マヌエラが水辺で長い髪を解きながら手を振り、屈託のない笑顔を見せてくれた。

「それにしても村人は貧しすぎる。コーヒー園、食堂、雑貨店、すべて街からやって来た金持ちのものだ。私たちは恵まれているがね。週に3回小学校で教え、わずかだが現金が入る。ところがほとんどの村人は、薬やミルクを買うために町のやつらから借金する。そして、金を返すために働く。その繰り返しだ、いつまで経っても一文無しだ」

ベンハミンは一気にしゃべったが、急に話すのをやめ、宙を見つめた。彼の目頭に、夕陽に染まった涙が一滴流れるのを、私はみた。

チャワハイ家の人たちとの生活は日に日に楽しいものとなった。いつの間にかサンペドロ火山上空に厚く黒い雲が姿をみせ、雨の気配を感じさせ始めた。雨季の始まりが近い。もうすぐ焼き畑が始まる。明日はミルパに火を放つという。私はチャワハイ家の人々に別れを告げ、桟橋へと急いだ。

眼下に湖面が広がっていた。湖面をおおうふんわりとした綿状の雲間から差入った陽光が、桟橋を眩しいくらい明るく浮び上がらせていた。丸太を並べて組み立てた桟橋の一つにすでに定期船が停っている。

私はこの村に、住みたい。が、住む勇気はない。

「ドクトル」

桟橋を見下ろす高台から坂道を下ろうと一歩進めた時、背後からマヌエラの声がした。耳を疑った。当時、女性が外国人を一人で見送ることなど考えられなかった。

幸い高台に村人の姿はなかった。湖を見下ろす高台で、私たちは肩を並べ、黙ってしばらく湖面をみつめていた。あとは桟橋まで100メートル足らずの坂道を下り、船に乗るだけだ。

「ランチャ（小型船）が着いているわ」

「パナハチェル行きにしては、随分早いな」

「でも……」

マヌエラは、私の手をそっと握ると声を詰まらせ下を向いた。

「パナ、パナ」

キップ売り兼船長が、大声を上げ桟橋で客引きをしている。すでに数名の村人が定期船に乗り込んでいた。

「私、先に行ってランチャが出ないように言ってくる」

沈黙を破ってマヌエラが坂を下ろうとする。長い黒髪が風に波打った。


「ちょっと待って」

と、私は勇気をふり絞って彼女に声を掛けた。

驚いて振り返ったマヌエラに歩み寄り、私は、虫を取り除く素振りでそっと彼女の眉間に人差し指をあてた。

マヌエラは、一瞬戸惑い私を目をみつめていたが、涙を隠すようにすぐに視線を足元に落とし、私の胸に頬を埋めた。

「小さな虫がついていた」

「うん、小さな虫ね、大丈夫」

そう囁き合うと、桟橋の村人の目を意識して二人は体を離した。

そんな光景が、湖上にくっきりと浮かんでいた。私にマヌエラに声を掛ける勇気はなかった。

「パナ、パナ」

「ランチャが出てしまう」

マヌエラは坂道を一気に駆け下りた。

私は、少し時間をおいて坂を下り、桟橋に着くと小さなリュック一つを肩に定期船に乗り移った。一刻も早く定期船が出発することを願いながら。

白い雲が消え、重そうな黒い雲が押し寄せてきた。小雨が頬に降りかかった。私が定期船に乗ったことを確かめるとマヌエラは、船長に言葉を掛けた。

「明日、私のグループ、ソロラに行きたいの。ランチャ予約できる?」

精一杯明るく振る舞い、桟橋にとどまる口実を探そうとしているかのように。

ポー、ポーと、定期船が出航のけたたましい合図を、高台にある村へと送った。船が桟橋からまさに離れようとした時、バイクに乗った青年が岩影の脇道から駆け込んできた。村人が大慌てでバイクを担ぎのせた。

船はゆっくりと動き始めた。

マヌエラは桟橋で村人と話しながら、そっと視線を私に向けた。右手を上げずにそのままの位置で、小さく振った。と、思った。

桟橋の人影を肉眼で捉えるのが難しくなった時、小雨あがりのサンティアゴ・アティトランをすっぽりと包み込むように七色の虹がかかった。

その虹が刻々と分離し、幾条もの原色光となって村全体に降り注ぎ、七色の光線に操られるように、樹木が、トウモロコシ畑が、そして家並みが大きく揺れ始めた。

私は目を閉じた。

七色の光線が雨のように降りそそぐサンティアゴ・アティトランだけが、いつまでも脳裏に残っていた。その中に、一組の男女の姿が浮び上がった。二人は体を寄せ合い、じっと動かない。

幻影だ。私はただ茫然としてその場に立ち竦み、いつまでも目頭を擦り続けた。2年後に、秋の大学祭のゲストにベンハミンたち5名を招待した。ベンハミンが日本の小学校の進んだ教育を知りたいと訴えていたからだ。

大学構内に特設ステージが設けられた。

私の家族や友人、学生たちが見守る中、ベンハミンと村での有数の歌い手と言われていたアントニオのギター演奏と歌声がすっかり暗くなったキャンパス内に流れ始めた。それまで降り続いていた雨も霧雨に変わり雨傘の多くがたたまれた。

プロのアナウンサーが、彼らの簡単な紹介をした。私がベンハミンに合図を送ると、マヌエラともう一人の踊り手が太鼓を叩きながら、舞台に上がってきた。

しばらくしてマヌエラたち二人が太鼓を打つのを止めると、歌声に合わせて舞い始めた。

水色の大きなスカーフで長い髪を二つにたばね、白いブラウスに格子柄の紺絣のスカートをつけた二人が、ライトアップされた仮設舞台で、小雨が流れるなか踊り始めた。蝶が咲き乱れた色とりどりの花の上で戯れるようにゆっくりと舞う。月がいつの間にか、黒い雲海の間から顔を出していた。二人の周囲で月が放った白光が渦巻き始めた。二人の体が次第に大きくなり、透けてみえるようになったと思うと、キャンパス上空に浮き上がり、キャンパスを、そして、集まった人たちをすっぽりと包んで舞い始めた。

「ドクトル、ポル……」

ベンハミンの民族衣装や歌の内容の説明の通訳を催促する、ベンハミンの言葉で我に返り通訳を再開した。

それから20年以上が経過した。パナハチェルとサンティアゴ・アティトランを結ぶ定期便も多くなった。

午後5時にパナハチェルに向かう最終便が発つと、村に静寂が訪れる。人がいなくなった桟橋で、子どもたちが釣り糸を垂れ小さな魚を釣っていた。いつもながらの長閑な風景だ。坂道を登り、立ち並ぶ土産物店を通り過ぎると村の中心に出る。そこから私が借りていたマヌエルの自宅までは、日常品を売る店が多くなる。売られている旧式のＴＶで、「美少女戦士セーラームーン」のアニメが放送されていた。日本のことを知らなくても、サンティアゴ・アティトランの若者は日本のアニメをよく知っている。映像が時々乱れるが、カラーだ。途中何人かの知り合いの奥さんに出会った。彼女たちは私に、ドクトルと声を掛けてくれる。夕食のための買い出しの帰りだ。

私は借りているマヌエルの家に帰ると、シャワーを浴びたくなった。その日は幸運にも水が出た。埃を流しているとすぐに水が止まった。残っているのはトイレ用にと、大きな水がめに蓄えられた水だけだ。マヌエルの家族がいつも満たしてくれている。夜は水のない生活かと思うと、急に日本の自宅に電話をかけたくなった。この村の公衆電話からも、日本に電話をかけられるようになっていたが、時計をみて諦めた。まだ日本は目を覚ましていない。

私は村役場に近い食堂に入った。ニンニク味の鶏のから揚げとスープ、トルティーヤをゆっくり食べて外に出ると、中心街はすでに暗闇に包まれていた。ランプの灯りに鶏のから揚げや焼肉を売る屋台がぼんやりと照らし出されている。散歩しようと中央教会前の広場に歩みを進めたが、広場には誰もいない。すると、カラン、カランと拍子木を打ち合わせるような音が教会の入り口から漏れてきた。中を覗くと、3人の男が香を焚き、ロウソクに火を点し、祈っている。その背後で4、5人がまといに拍子木をいくつもくっつけたようなカルカンチェを振り、一人が大太鼓を叩き、もう一人が縦笛を吹いていた。新たな若者が来てはカルカンチェを手に取り、カラン、カランと振っては帰ってゆく。敷地の出口まで歩いて教会を振り返ると、暗闇でロウソクの灯りに揺れる小さな一塊にすぎなくなった。若者たちが奏でる音楽も虫の鳴き声のように可愛くなった。広場に沿って安酒を振舞う酒場（カンティーナ）が2軒、ゲームセンターが1軒あり、そこから流れる速いテンポの街の音楽が、カルカンチェの音を、笛太鼓の音を打ち消してしまった。

以前、私が教会のすぐ近くに下宿していた時、眠りに就き始めた、静まり返った家々に流れてゆく、村祭りの到来を告げるカルカンチェの音を聞きながら寝入ったものだった。私は屋台でペットボトルの水を買い、ゆっくり帰路についた。もうすぐ祭りだ。

聖サンティアゴ像は、白馬にまたがり、立派な黒い髭をたくわえ、目は大きく見開き、縁の大きな麦わら帽子を被っている。パレードの先頭を行くのは、黒一色の羊毛製マント・チャマラをまとい、先端を黄や白、色とりどりの花で飾った儀杖を手にした長老たちだ。その後に、通常の民族衣装の上に白地に赤や紫の糸で細く縦に模様の入った礼服を羽織った女たちが従う。彼女たちは背丈程ある長いロウソクと、サトイモの葉のような大きな葉を携えている。いつのまにか教会入口へと続く長い階段は、火を点した黄色のロウソクを手にした女たちで埋まっていた。最下段では黒い礼服姿の、比較的若い男が何人か酔いつぶれている。

教会では、願い事の内容によってさまざまな色のロウソクが供えられる。黄色のロウソクは、禍いから彼らを守ってくれるようにと願いを込めて点される。

聖サンティアゴ像が階段下に到着すると、誰が命じるともなく自然に、中央に道が開けた。礼装の男たちが聖像を肩に背負い、教会まで駆け上がる。教会の入口と内部が彩色テープで飾られ、中央祭壇は色とりどりの花で埋め尽くされていた。その前で無数の黄色いロウソクの炎が揺れ、コパルの香煙が教会内を曇らせている。

爆竹がさらに数発打ち上げられた。この時はまだ本来の花火は使われておらず、数年前から華やかな花火が夜空を飾るようになった。

7月25日は祭のクライマックス、アティトランの守護聖人サンティアゴの祝日だ。さらに8月2日には、村の宗教上の役職者全員が一年間の任期を終え、交代する。北風が強くなる午後4時までに、観光客は姿を消した。私はサンティアゴ・アティトランにさして魅力を感じたわけではなかったが、その時は最後の船に乗るのが億劫になって村にとどまった。

間もなく、白くそそり立つ教会の上空が薄紅色に染まり、松明（オコテ）の灯で教会のテラスが浮かび上がった。真向いにそびえ立ったサンペドロ火山が暗闇から教会を睨みつけている。縦長の太鼓がゆるやかだが激しく打たれ、もの悲しいギターや、胸をキューンと刺すような縦笛の音が流れ始めた。

教会内の片隅に私は一人座り、通路に飾られた花と祭壇の前で揺れる黄色のロウソクの火を、じっとみつめていた。内戦はすでに終息し、もうサンティアゴ・アティトランに軍隊の姿はない。ベンハミンは大学祭での演奏を無事終え村に帰ったが、その数年後にチャワハイ家の人たちは村を追われた。政府の方針に反する教育をしているとの批判で、村を追放されたのだ。ベンハミンには以後会うことがなかった。マヌエラとは対岸のパナハチェルの街で十数年後にばったり道で出会った。彼女は街の小学校で元気に教師をしていた。

内戦が終わって、村人の生活は急速に変化した。絵を細々と売っていたマルティンは、和平協定後急激に観光客が増えたパナハチェルに民芸品を売る店を開いた。奥さんは民族衣装や布を織っては第2の都市ケツァルテナンゴまで積極的に売りに出掛けるようになった。中古のシンガー製の足踏みミシンを買い、村の女性を5、6人雇用して民芸品を量産するようになり、ヨーロッパに輸出するまでになった。私が訪問すると奥さんは相変わらず素晴らしい笑顔で、忙しく動かしていたミシンの手をとめ迎えてくれる。

第5章　悪　夢

1. 内　戦

　グアテマラの人口は、1,660万人（2019年世界銀行）と推定され、2018年のグアテマラ国勢調査によると、その内、マヤ系先住民41・7%、メスティソ（欧州系と先住民の混血）・欧州系56%、その他（ガリフナ族、シンカ族など）2・3%とされている。私がグアテマラを初めて訪問したころは、マヤ系先住民は約1,030万人、人口の約61%を占めるとされていた。グアテマラでは、1960年から1996年まで、軍内の親米派と反米派および左派勢力などの間で不幸な内戦が続いた。この36年間続いた内戦で、マヤ先住民が一番多く犠牲者となった。その数は、難民100万人、殺害されたか、あるいは行方不明となった者20万人以上、寡婦約6万と言われている。

　私が初めてサンティアゴ・アティトランを訪問した1984年は、それまで活発に活動していたORPA（武装人民革命組織）やEGP（貧民ゲリラ軍）を中心とした左翼ゲリラ勢力の軍事的敗北が決定的になったとされる年の翌年だった。しかし、その頃はまだ、ゲリラ勢力は軍隊に対して散発的に待ち伏せや襲撃を行っていたし、軍隊もまた先住民を中心とした市民に対して多様な人権弾圧を依然として続けていた。サンティアゴ・アティトランでもグアテマラ内戦中はＯＲＰＡのゲリラ活動が活発で、それに対抗してグアテマラ軍が駐留して多くの村人をゲリラとみなして殺害した。１９８０年から１９９０年までの間に、人口2万人のうちおよそ１、７００人が殺害されたと言われている。

　この時期、軍隊の暴力について公に語ることはタブーとされていた。それで、私が統合失調症者の訪問調査を開始した当初は、村人から内戦時の惨劇を聞くことはなかった。私のグアテマラの仲間が、地方で家庭訪問をする私がゲリラのシンパと誤解され逮捕され、殺害されないようにと随分配慮してくれていたことを後で知った。それで私の調査には、米国の支援でサンティアゴ・アティトラン郊外に初めて開設された診療所であるクリニカ・サンティアギィータのマヤ人医師アンヘリカが常に同行してくれていた。この時街の中心部から6キロメートル離れたチャカヤ村（人口約５００人）を調査の拠点としていたのだが、私といえば、途中の道路脇のコーヒー園の中から自動小銃を構える兵士を横目に、無頓着に歩いて調査に向かっていた。

　状況を一変させる事件が１９９０年12月2日に起こった。サンティアゴ・アティトランに駐留していた軍の兵士が地元の商店主の娘を強姦し、盗みを行ったのだ。翌日、数千人の村人が抗議のために集まった。この時兵士たちは非武装の人たちに無差別に発砲し、13人が死亡した。この事件を機に村人たちが立ちあがり、グアテマラ政府は駐留軍をサンティアゴ・アティトランから撤退させた。こうして、サンティアゴ・アティトランは、当時グアテマラでは唯一の非武装地帯となった。この13人の村人が殺害された場所は、平和公園として残され、亡くなった13人の名が刻まれた墓と記念碑がある。私はサンティアゴ・アティトランで調査をする時、必ず平和公園にお参りしてから活動を開始していた。ようやく、１９９６年に国連の仲介でグアテマラ政府と反政府ゲリラ（グアテマラ民族革命連合：ＵＲＮＧ）の間に和平合意が成立したが、そのほとんどは、一年以上経過しても履行されなかった。その時私は、リゴベルタ・メンチュウ[注1]のノーベル平和賞受賞に尽力したサンカルロス大学学長アルフォンソ・フエンテスに和平合意の調印式に臨席しないかと勧められたが、グアテマラに住む日本人からの危険だとの助言もあり辞退した。内戦に無関心であった私には、もちろん、参加する資格などないと考えていた。

その後も不安定な状勢が続いていたが、私は内戦に無関心、というよりむしろ惨状から目を背け、サンティアゴ・アティトランでのこころの病の研究や、学生時代からの夢であるマヤ文明滅亡の原因探索のためにグアテマラ低地の密林での洞窟調査に没頭していた。そんなある日、サンカルロス大学の共同研究者の一人から手紙が日本に送られてきた。

支援活動への願い

遠いグアテマラよりこころを込めて、親愛なる宮西幸代様

こころからのご挨拶を申し上げると同時に、次のことをお伝え申し上げます。

グアテマラにおいて、あなたがなされているアジア諸国の人たちに対する援助のことをうかがいました。

グアテマラは、国民の80％は貧しく、そして60％は極貧の生活を強いられており、この状況は地方、特にマヤ先住民のグループにおいて顕著にみられます。今、あなたを私たちの祖国、特にソロラ県サンティアゴ・アティトランへご招待申し上げ、マヤ系ツトゥヒル人の３００名の女性グループを知っていただきたく、ここにお手紙を差し上げます。彼女たちは、40年間続いた内戦による寡婦です。彼女たちは、4、5人の子どもを抱えています。そして非常に貧しい生活をしております。彼女たちはわずかばかりの伝統的な織物を売り、生活の足しにしています。

今、彼女たちの生活が少しでも良くなるようにとイシュムカネ女性グループを組織しています。彼女たちは文字

（注1）リゴベルタ・メンチュウ（Rigoberta Menchu Tum）：１９５９年1月9日キチェ県チメールで生まれる。グアテマラのマヤ系先住民族のキチェ族の人権活動家・実業家。１９９2年にノーベル平和賞、１９９８年にアストゥリアス皇太子賞国際協力部門を受賞した。

を書けません、また大変不便なところに住んでいますので、私が彼女たちに代わりご招待の手紙を書いた次第です。

現地に住むマヌエル・レアンダ・パブロが、女性グループの世話をしています。

ここにあなたをグアテマラにお招きしたく、簡単に彼女たちの現状を説明させていただきました。あなたを通じて、彼女たちや子どもたちが、もっと人間的な生活ができるよう、何らかのご支援をいただけるよう、彼女たちに直接会っていただきたくお手紙を差し上げる次第です。

あなたのご訪問をこころからお待ちしながら。

エルバ・M・ヴィジャトロ

ユネスコ・オフィシャルNGO

国際民俗芸術機構・国際伝統医学部門代表

私にではなく、私の妻宛の手紙で驚いた。その頃、妻たちは郷里の御坊市を中止に外国人研修生や日系ブラジル人の支援をしていた。週末になるとインドネシアの青年やブラジル人が集まり、彼らのお国料理や音楽を楽しんでいた。支援のためのバザーで、友人から集めて回った古着を売ったりしていた。そのお金で東南アジアに学校を何件か寄付したことをチラッと、グアテマラで彼らに話していたのだ。私ではダメだと思ったのか、妻宛に手紙を出されてしまった。そして、1999年3月、私と妻はこの手紙に導かれ、17名の和歌山大学ラテンアメリカ研究会の学生を中心とした若者たちを伴いハカランダの紫の花が咲き乱れるグアテマラに向かった。

この時、戦い続けていた内戦寡婦の自助グループイシュムカネのリーダーであるアントーニャ・ペツェィ・ソフエルと、後にサンティアゴ・アティトランの市長となるアミーゴ・マヌエル青年に出会った。[口絵10]

アントーニャは村に着いた私たちに、3人の戦争寡婦を紹介した。

最初に紹介されたルイサ・チョイさんは65歳だった。ゴミが散乱する畑の中に建てられた朽ちかけた小屋の片隅に、雨風をしのぐビニールシートを張ってその中で暮らしていた。村の女性たちのほとんどは、祭礼用と来客時に着る民族衣装を一着は保管していた。それで、その後も家庭訪問すると彼女たちの生活ぶりから考えられないきれいに洗濯された民族衣装を身に着けて私たちの前に姿をみせた。しかし、ルイサさんはぼろをまとって子どもと現れた。年齢よりも20歳は老いて見えた。一度、私の差し出した手を握ろうとしたが、黒ずみ骨と皮になった手を、すぐに申し訳なさそうにひっこめたのが印象に残った。挨拶の声も聞き取れないくらい弱々しく、倒れないかと心配なくらいやせ細り無表情で突っ立っているので、アントーニャが、私に軍の暴力を説明するようにうながした。

「ずっと前に、父親が私の目の前で軍隊に殺されました。……その後、母親も病気で死にました。1980年に、3人の子どもが軍隊に連れ去られました。集団殺戮があった年で、よく覚えています。……それ以来帰ってきません。それで、私一人で残された孫たちを育ててきました。注文が入ると織った布や民芸品を売ってはわずかな現金収入を得ていましたが、……今は、織物を織る力がなくなり、お金は入ってきません。捨てられたトウモロコシを探して、収穫後の畑を歩き回る毎日です。手に入った時だけ、トルティーヤを作ります。……一年前から頭と胸の痛みがひどく、立っているのが精一杯です。目もほとんどみえなくなりました。……」

その内に言葉が聞き取れなくなった。

私はアントーニャに顔を向け、

「食料品でも彼女に買ってあげたいのだが」

と、訊いてみた。すると、

「ダメです。一人だけに買い与えることは」

と強い口調で、私の言葉を跳ねつけると次の訪問先へと急がせた。

後で、支援金や物質はグループにいただいています、そして、不平等にならないよう、私たちが分配するよう

表２　内戦被害者の心的外傷調査

対象者	イシュムカネ（サンティアゴ・アティトラン）			コマラパ
	計 (N=52)	2000年 A群（N=22）	2003年 B群（N=30）	1999年 C群（N=37）
平均年齢	44歳	42歳	45歳	31歳
教育歴	0年	0年	0年	2.35年
宗教 カトリック エバンヘリコ	 36名（69%） 13名（25%）	 19名（86%） 3名（14%）	 17名（57%） 10名（33%）	 28名（76%） 9名（24%）
言語 マヤ スペイン語 両方	 50名（96%） 0名（0%） 2名（3%）	 22名(100%) 0名（0%） 0名（0%）	 28名（93%） 0名（0%） 2名（6%）	 14名（38%） 20名（54%） 3名（8%）
ススト体験者	47名（90%）	22名(100%)	25名（83%）	21名（57%）
SDS 平均得点	49	61	40	36

（注）エバンヘリコ：福音派プロテスタント

にしています。そうしないと苦情が出て収拾がつかなくなってしまいます、と説明した。

　翌年、彼女を再訪したが、すでに死亡した後だった。何もできなかった自分が腹立たしかった。

　２人目の女性は、12年前に夫と２人の子どもを軍隊に連れ去られいまだに戻ってこない、というコンセプシオンさん。そして、３人目のイザベルさんは、夫が反政府ゲリラだと疑われ、１９７０年半ばに政府軍によって強制連行された。その時、イザベルは19歳で、すでに子どもが２人いた。しかも妊娠中だった。

　イザベルさんは、

「軍にゲリラの仲間と疑われることを恐れ、その時以来、誰も私の家に近づかなくなった。誰も助けてくれなかった。夫の衣類を売った。家具を売った。売れるものはすべて売りつくした。子どもたちを養うために働きに出た。幼子を連れて働きに。その日の薪や食べ物を確保するためならどんな仕事でもした。ちょっとした仕事、コーヒーを摘むとか、洗濯や掃除といった雑用すらなかなかもらえなかった。

子どもの健康が一番心配だった。助けて欲しい。薬、住むところ、食べ物すべてがない。この状況は、すべての内戦で夫を失った女性に共通することです。こんなに頭や腹が痛くて苦しんでいるのに薬すらありません……」と、当時の様子を説明してくれていたが、途中で号泣し始め話ができなくなった。5分、いや10分、感情の嵐が過ぎ去るのを待たなくてはいけなかった。

この悲痛な訴えにこころを動かされ、私は和歌山イシュムカネ・プロジェクト（注1）を立ち上げ私の家族や学生たちと支援活動を開始した。

それまで語ることを許されなかった内戦の悲惨さを、彼女たちがようやく語り始めた時のことだった。そして、2000年の調査時に22名から心的外傷を受けたときの様子を詳しく聞くことができた。彼女たちは目の前で、夫や子どもを殺され、あるいは強制連行された事件によって、強い戦慄を覚え、強烈な恐怖感や無力感が生じていた。さらにその後も、何回も襲撃されるか、あるいは身近で村人が襲撃される光景を目の当たりにしていた。そして、面接調査によって、こころの傷をもたらした出来事の直後の恐怖・驚愕体験の多くを、文化結合症候群ススト（驚愕）としてとらえていることがわかった（表2）。また、これらの体験を2、3年前からようやく人に話すことが可能になったと語った。

彼女たちを襲った悲惨な事件は1980年から最後の集団殺戮が行われた1990年までの10年間に生じている。2000年調査時にすでに平均14年が経過していた。

（注1）和歌山イシュムカネ・プロジェクト（WAKAYAMA IXMUCANE PROJECT）：サンティアゴ・アティトランの内戦被害者を支援するために、著者が2000年4月に和歌山大学で立ち上げたプロジェクト。代表／和歌山大学保健管理センター・所長 宮西照夫、参加団体／国際ソロプチミスト和歌山、グアテマラ友の会、和歌山ラテンアメリカ研究会。協力機関／グアテマラ国立サンカルロス大学、グアテマラ保健省、ユネスコNGO国際伝統医学調査研究機構、ほか。

2. トラウマの後遺症で苦しむ女性たち

面接にあたって、私は何の話から切り出そうか悩んでいた。それまでの予備調査でアントーニャに紹介され出会った何人かの女性は、被害を受けた時の恐怖体験を聞き始めると、すぐに取り乱して泣き始めた。それで、私の質問に答えてもらうのが難しくなったからだ。そこで思いついたのが、ツアン博士のSDS（Self-rating Depression Scale）だった。こころの健康に関する一般的な質問からだと抵抗が少ないだろうと考えた。このSDSテストは、本来うつ状態を知る目的で用いられるが、当時、PTSDのスクリーニングテストとして、MMPIと共にその有効性が報告されつつあった。

また、過剰なストレスによりコルチゾールが多量に分泌された場合、脳の海馬を萎縮させることが、近年、PTSD患者の脳のMRIなどで観察されるようになった。PTSDのように心理的ストレスを長期間受け続けると、コルチゾールの分泌により海馬の神経細胞が破壊され、うつ病と同じように海馬の萎縮が確認されるとの報告がなされていた。

調査対象者は全員文字が読めなかったため、現地の健康改善委員の協力を得て、スペイン語とマヤ語でのインタヴュー形式で調査を行った。［口絵11］

サンティアゴ・アティトランでの調査対象は、内戦寡婦の自助グループ・イシュムカネ（IXMUCANE）のメンバー290名だった。調査期間は、2000年から2004年まで、計6回、滞在期間にして延べ100日であった。調査方法は、家庭訪問を行って、精神医学的診断やSDS抑うつ度テストを実施した。さらに、PTSDハイリスク者に対しては、外傷的出来事を想起した時などの生理学的変化をEEG（脳波）、ECG（心電図）、そして眼球運動などを指標として記録した。

この結果、合計79名（27％）の訪問面接、内55名（19％）は2回にわたり面接を実施することができた。また、SDS抑うつ度テストは52名、EEGなど生理学的検査は34名に実施した。

イシュムカネのメンバー以外のサンティアゴ・アティトランの女性にも話を聞きたかったのだが、イシュムカネの彼女たちが反対したため断念した。彼女たちの話す内容を他の村人に知られることを嫌った。まだグループ以外の村人には警戒心が強かったのである。それで比較対照とするグループの聞き取りは、別の土地で行うことにした。

そこで選んだ場所がコマラパだ。コマラパは、チマルテナンゴ県にある人口約27、000人のマヤ系カクチケル人が住む中心的集落で、グアテマラ市から車で約2時間のところにある標準的なマヤ人の街だ。サンティアゴ・アティトランと人口がほぼ同数で、当時友人である保健省のルベン医師がこの県の保健局長を兼務していたので協力が得やすかった。そのことに加え、私はこのコマラパですでにススト やSDSの調査経験があったので、マヤ人女性の平均的なSDS得点を調べる対象地として選ぶことにした。

コマラパでマヤ語を話す村の健康改善委員の助けを得て、保健所を訪れた女性に声を掛けて協力を求めた。その結果、一週間の調査期間に17歳から67歳の女性37名の協力が得られた。サンティアゴ・アティトランのA群は、アントーニャが初回の調査時に選んだ女性で、そして、B軍はその3年後に新たに紹介された女性だった。いずれもイシュムカネのメンバーだ。この3グループを比較するとサンティアゴ・アティトランの内戦被害者のA群は、コマラパ（C群）の女性より、ススト経験者は圧倒的に多く、SDS値が有意に高かった。またAとB群、つまりイシュムカネの女性間でのSDS得点の違いは、A群はアントーニャが意図的に状態の悪い人を、私から見れば症状の強い人を優先的に選んでいたと思われ、当然の結果と考えられた。この結果からサンティアゴ・アティトランの内戦被害者の女性は、SDS得点からみても、うつ状態レベルにあり、後遺症で苦しんでいる女性が多いことが推測された。

軍事政権から民政に移管してから、この結果を当時の大統領補佐官や保健大臣に報告した時に、

「サンティアゴの女性は泣いてばかりでしたでしょう、なぜか他の地域とは違います、どうしようもありません」

とため息混じりの呟きだけが返ってきた。

これをきいて私は、泣くこと以外に、こころの傷をやわらげる手段が当時の彼女たちにあったのだろうか。と、思った。

悲しい現実と叶わぬ夢

イシュムカネの女性たちは、軍隊により夫や子どもを殺されるか、あるいは強制連行された事件の体験時に、強い恐怖感や戦慄を覚え、そのこころの傷を癒す間もなく、その後に何回も襲撃されるか、あるいは身近で村人が襲撃されるのを目撃していた。そして、訪問を続けるうちに、彼女たちはその時の恐怖やトラウマの後遺症で苦しみ続けていることがわかってきた（表3）。

2000年、2002年の両年に家庭訪問を許された22名全員が、トウモロコシ畑の中や、親戚の家屋の片隅にバラック小屋を建てて住んでいた。寄せ集めた板やナイロンを張り合わせた屋根の粗末な小屋で、彼女たちは、捨てられたトウモロコシを集めて食べ、葉っぱや芯は乾燥させ、それを燃料として暖をとり夜の冷気をしのいでいた。ベッドはなく、ハンモックを持つ人も少なく、彼女たちの多くはわずかばかりの衣服や毛布にくるまり地べたで寝ていた。彼女たち内戦寡婦290名の

表3　外傷体験の内容

目の前で殺害	強制連行・行方不明	外傷・半身不随
夫（2名） 夫と子ども（1名） 父（1名：夫も連行） 子ども（2名：夫が連行1名、夫半身不随1名）	夫（10名） 夫と子ども（2名） 父（1名） 子ども（1名）	夫（2名）
6名	14名	2名

9割は、同様の状態であるとグループのリーダーたちから聞かされた。

表1が示すように、彼女たち全員が学校教育を受けていない。貧しい人たちが、内戦の犠牲となったことがうかがえる。内戦終結後、村では初等教育が進んでいるが、働き手を失った彼女たちは、子どもに教育を受けさせることができていない。彼女たちは公用語であるスペイン語が話せず、日々の生活にも事欠く極めて困難な生活状態が続いていた。

夫が強制連行され行方不明となった

【事例①】フォセファ・チヴィリウ・ソル、49歳、女性

フォセファさんは、カトリック信者の伝統的な習慣を重んじる農家に生まれた。これまで学校教育を受けた経験はなく、マヤ語のみを話した。私の訪問時、表情は穏和で、最初は私の質問にハキハキと答えてくれた。

「1985年に、突然、兵士が家にやってきて夫を連れ去りました。その時に脅されて、私はススト(驚愕)になりました。家のことが何もできなくなって治療を受けたことがあります。所有していたわずかばかりの土地を売って、医者に診てもらいました。少しは良くなりました。夫は殺されたと思うが、遺体はまだ発見されていません。夫が殺されてから、定職もなくその日の生活に困る状態が続いています。お金がなくて5人の子ども、男の子4人、女の子1人ですが、学校に通わしてやれなかった。子どもたちは元気だが、教育を受けていないので良い仕事に就けません。結婚していて食べていくのが精一杯で、助けてはもらえません……」

彼女が予想以上に淡々と答えてくれて安堵した。それで、現在の体の不調のことを訊くと、

「座っていると脚が痛む。よく頭が痛む。ちょっとした物音にも驚き目を覚まし、それから眠れなくなります。悪夢で目を覚ますことはよくあります。途中で目を覚ますと、悪いことばかり考えます。そうなると、次の日もいろいろと悪いことばかりを考え、頭から離れなくなります……」

ここまで泣き出すこともなく冷静に応えてくれていたので、恐る恐る軍隊に襲われた時のことに話を向けると、

「何度も思い出します。小さな物音、人々の声、子どもの声、ちょっとした騒音でネルビオになります。そうなると、外出できなくなってしまう。戸を閉め、物音がしなくなるまで家の中で隠れています。物音で、ヴァイオレンスを思い出すからです。子どもが仕事に出て、帰りが遅くなるとヴァイオレンスのことが甦ってきます。当時、多くの子どもが帰らなくなった。軍に連れ去られ殺されました。今でも子どもが働きに出て帰りが遅くなると、軍隊に連れ去られたのでないかと心配します。殺されたのではないかと心配になる。帰ってくるまで眠れません。子どもの元気な姿を確認してやっと眠れます……」

話が熱を帯び始め止まらなくなった。しかも、インタヴュー途中で、これ以上生きていたくないと泣き始めた。申し訳なく思い、通訳をしてくれていたグループの代表のアントーニャに詫びると、

「皆泣いてばかりです。心配ないです。もう少ししたら収まります」

と、表情一つ変えない。それで、安心して待つと、10分ほどして急に泣き止んだ。

「こんな恐怖を味わうのなら、夫より先に自分が殺されたかった」

と、大きく息をつくと私の質問にまた淡々と答えてくれた。

「現在の一番の苦しみはネルビオです。人が来ると、人に会うとネルビオになります。黒い布で顔を覆われたように目の前が暗くなり、何もみえなくなる。話せなくなります」

「警官の姿をみたときにはどうですか?」

「兵士ほどでないが、警官の姿をみると恐怖を感じ、通りで立ち竦み、それ以上歩けなくなります。警官が何処かに行ってしまうのを隠れて待ちます」

というので、現在、買い物には外出できるのかを訊くと、

「外に出るのが怖い。一人で道を歩くことが時々できなくなります。自転車や車が来ると殺されると思う。轟音

は軍隊の車両を思い出させます。一人で通りを歩いていて、人が大勢いるところに出ると、また車がやってくるとネルビオになります。それまで話していた人とも急に話せなくなってしまう。声が出なくなります。それで、普段は家の誰かと一緒に外に出るようにしています」

さらに、これからの生活に話を持ってゆくと、

「将来に何も希望が持てない。何も考えられない」

との一言で口を閉ざした。その日は、さらに数人のインタヴューを予定していたので、最後に夫の魂は今どうなっているのかを訊くと、

「大地の下で休んでいます。魂の状態は良い。夫のことを今でも思い出します。何処にいるのかを考えてばかりいます。しかし、子どもたちはもう思い出さないでおこうと言います。子どもたちは、小さい頃からよく働いてくれました。夫が死んで助けてくれる村人はなくなった。仕事がなくなった。それでも、今は少し仕事ができるようになり、服も買えるようになりました。もう死んだ人のことを考えないで、と子どもに言われています。僕たちを巻き込まないでというのです」

などと語った。

このようにちょっとした物音や悪夢で目を覚ますなどの過覚醒症状、軍隊を想起させる銃を持った警官の姿、猛スピードで走りすぎる車の音ばかりでなく、物音や人の声を聞いても、当時の逃げ惑う村人の声が甦ってきて、殺されるのでないかと怖くなって身を隠すという再体験症状や回避症状がみられた。

【事例②】イサベル・キエフ・チャベス、39歳

イサベルさんは、フォセファさんと同じく、18年前に夫を目の前で軍隊に連れ去られた経験の持ち主だった。カトリック信者だが、当時の村人の大半がそうであったようにマヤ宗教や治療儀式も信じていた。息子1人、娘

3人と暮らしていた。仕事は特にしていないので、彼女も子どもたちも教育を受けたことはない。夫が軍隊に連れ去られたときストになったが、お金がなかったので、治療は受けていないなどの体験を話してくれた。

2000年訪問時には、

「1980年に、夫が軍隊に連れ去られてから恐怖を感じるようになりました。物音でよく目が覚め、一週間も不眠が続くことがあります。そうすると頭が強く痛み、やがて全身が痛み始めます。そうしたら働けなくなる。途中で目が覚めると、いろんなことを考え、思い巡らすようになります。良いことも悪いことも、しかし考えても何も良いことはありません。害になるだけです。夫が連行され行方不明になった時、私は妊娠中でした。今一緒に暮らしている娘がお腹の中にいました。その娘は今、頭の問題を抱えています。ネルビオに罹っています。お腹の中で、私のネルビオがうつったのです。服はこの一着だけで洗濯すると着るものがありません。それで、乾くまで家の中で待っていなければならない状態です。働きたいのですが、仕事はありません。現金収入はほとんどありません。織物を織って入る収入がちょっとあるだけです。薪すら手に入れるのが困難で、サトウキビの葉を燃やしてトウモロコシを焼いています。自分の農地がないので、それもなかなか手に入りません。毎日ほとんど食べ物がない生活を強いられています」

肩を落とし一息つくと、歪めた顔に涙を浮かべながら、

「もう働けません。大人の体でないみたいです。何事もすぐに決心できない。悲しみに明け暮れています。疲れやすい」

などと、生活の苦しさや体の不調を一気に語った。フォセファさんと同じく話し始めるとなかなか止まらず、夫が連れ去られた時のことを訊くと、激しく泣き始め、10分以上話にならなくなってしまった。

2002年の再訪時にイサベルは、温かく私を迎えてくれ、表情も良かった。しかし、一昨年と同様に、20年前の体験を話し始めると止まらず、すぐに泣き始めるのに変わりはなかった。その時は、3人の娘さんと生活し

ていた。

「物音がすると、びっくりして眠れません。一週間は続きます。目が覚めると、それからまったく眠れません。また、今でも警官や武器を持った人をみると、恐怖を感じます。軍隊を思い出すので。軍隊が今の不幸をもたらしたのです。いつもヴァイオレンスを思い出します。その時の犠牲者のことを。両親が殺された子どもたちを見かけると、当時のことを思い出します、ヴァイオレンスの恐怖が甦ってきます。多くの村人が、山や丘に薪を採りに行き、そして帰ってこなかった。軍隊が来てからのことです。ある者は死体で発見され、ある者は連れ去られ殺されました……」

その後は言葉にならず、しばらく泣き続けた。

「夜道を歩くのが怖い。昼間は通りを歩いていても恐怖を感じないのですが、武器を持った人に出会うと、ヴァイオレンスを思い出してしまいます。夜は歩くのが怖い。ここの村人でない、知らない人にも恐怖を感じます。当時は同じ村の人でも信じられなくなっていました」

ようやく泣き止んだので、将来のことに話を向けると、

「自分だけでなく、多くの家族が不幸で、希望はない。食事もトルティーヤに塩をぬって食べるだけで、最近もたった20ケツァルで18日間過ごしたことがありました。肉体は大地の下にあるのですが、今、夫の魂は神のもとに行き休んでいます。死者の日などにロウソクを灯し祈っています。死体は発見されていないが、死んでいます」

彼女のように強制連行された夫の死体が発見されていない12人のほとんどは、埋葬できていないのが心残りだと嘆いた。

多弁で訴えは多彩であり、ＰＴＳＤの過覚醒や再体験症状の他に、外傷的事件の話になると激しい泣き発作を生じる解離症状がみられた。

夫が撃たれ重症を負い、その後死亡した

【事例③】エレナ・アフチャン・ラツアン、43歳

エレナさんはイサベルさんと同様に、カトリック信者だがマヤ宗教・治療儀式も信じている。母は彼女が小さい頃に死亡。彼女の子どもは男子3名、女子3名の6名で、その内、男女各1名は結婚していた。訪問時には4人の子どもと一緒に暮らしていた。長男は25歳。エレナさんは時々裕福な家庭の家事手伝いをしていた。教育歴はない。

2000年訪問時、エレナさんは43歳というが、頬は痩せこけ年齢以上に老けて見えた。家財はなく、数個の鍋と毛布が土間に置かれている家で極貧の生活を送っていた。雨季には雨水が流れ込み土間がぬかるむ。私を抵抗もなく迎えてくれ、質問に対しても協力的だった。軍隊が村にやってきて、トウモロコシ畑に行くのも難しくなったと、当時のことを語り始めた。

「1982年のこと、夫が仕事から帰ってこなかった。探しに行ったら、血を流して倒れていました。チャカヤの丘で撃たれたのです。脚を切らないといけないと医者に言われました。病院に運んで、脚を一本失った。夫が歩けなくなり、十分な食べものが確保できなくなりました。その時、子どもは6人いました。末の子は2歳だった。空腹で一日中泣いていました。子どもも病気にかかった。やがて夫も死んでしまった。それで土地を売り食いつないだ。わずか500ケツァルで、すべての畑を売ってしまいました。傷を負ってその治療に、当時は子どもを売る人もいました……」

幸い畑を持っていたので何とか生きてこれた、それから今日まで、何の援助もなかったと彼女は顔を曇らせた。家もなく、村のあちこちで軒下を借り生活していたとのことで、その時はサンティアゴ・アティトラン郊外のパナバフで、教会から借りた土地にバラック小屋を建て暮らしていた。

夫が撃たれた時にススト《ママ》になったが、お金がなかったから呪医の治療を受けていないと教えてくれた。2002年訪問時に、夫が撃たれた時のことを再び語り始めると止まらなくなった。

「彼らは夫と子どもを殺しました。私からすべてを奪った。路上で、集団殺戮が行われました……」

「何をしてもすぐに疲れてしまいます。夫が銃で撃たれて以来、こころが安らいだことがありません」

涙を流し始め訴えが続いた。

「眠れていますか?」

「明け方の3時とか、夜の11時、12時頃によく目を覚まします。目を覚ますと、明日何をしたらよいのかと考えてしまう。仕事や家族のことで頭が一杯になります。歳をとってしかも病気なので、よく目が覚めるのだと思います。またちょっとした物音にもびっくりして目を覚まします。一度目を覚ますと、それからは眠れません。胃が痛み始め、お腹から背中にかけて痛み出し眠れなくなります。そうなると、次の日も働けなくなる。歩く元気も、食欲もなくなってしまうからです」

「警官をみると怖くなりますか?」

体の不調の訴えが続いたので、質問を変えるとすぐに泣き始めた。そして、止まらなくなった。

「武器を持った人をみると、恐怖が生じる。心臓が踊りだします。胸が苦しくなって、息ができなくなります。軍隊が来なければ、こんなことにならなかった。軍が害を与えたのです。それまでは朝の4時、5時に夫が丘や山に仕事に行けたので、石の臼でトウモロコシを挽きトルティーヤを作り、フリフォーレスを炊いたものです。軍が村にきて働けなくなりました。武器を持った人をみると身震いがします。かつて軍人が村人を殺したところを通ると恐怖を感じます」

花火の音は大丈夫かと訊くと、

「銃声とは違うから大丈夫です」

「被害時のことを今でもはっきりと覚えています。ヴァイオレンスを思い出します。特に集団殺戮を。最近起こったので、殺された人の家の前を通ると思い出します。大勢の人が犠牲になりました。夫は子どもと一緒に山に行っていました。傷を負って帰ってきたときのことが、鮮明に浮かんできます」

「今は、普通に買い物なんかに出掛けることができますか？」

「一人で通りを歩くのが怖い。誰かが害を与えに来る、奪いに来る、殺しに来るのではと恐ろしくなります。男や子どもが通りを駆けて走り去る姿をみると、また誰かが殺されるのだ、強奪が起こるのだ、害を与えられると思い身震いがします」

「将来に希望が持てるか？」

と最後に訊くと、

「今よりも良くなるだろうと思います。もし体の状態が良くなれば、希望が持てます。最近、歯が痛くなったのですが、薬を買うお金がなかったので働けなかった。薬で病気が良くなると、働く力が出てきます。そうすると生活が良くなります。これまでは薬を買うために、土地をすべて売らなければならなかった。夫の治療のため、薬や注射を買いました。子どもたちが生きるために土地を売ってしまいました、今は何も残ってない……」

と、涙をぬぐった。

彼女は銃をみると外傷的事件を想起し苦悶発作を生じていた。典型的な苦悶発作や解離症状がみられた。

夫と息子を射殺された

【事例④】 エレナ・メンドサ・チヴィリウ、65歳

エレナさんはカトリック信者で、息子さんと娘さんが6人いる。教育歴はない。

2000年訪問時には、彼女は力強く挨拶し、多弁だったが、子どもや夫が殺害された時のことを尋ね始める

と、急に泣き崩れ、しばらく質問を中断しなければならなかった。少し落ち着くと、1988年に家の数メートル前で子どもが軍隊に射殺され、夫も連れ去られ殺されたこと、その時にストになったが、お金がなかったので治療を受けられなかったことなどを聞くことができた。

これ以上悲しい思いをしたくない、援助がなければ将来はない、深い悲しみゆえにこころが痛む、それで以前のように働けない、なぜかいつもイライラしているなどと、その場を去ろうとした私の背中に訴えてきた。

2002年訪問時は、彼女の頬は痩せこけ、昨日何も食べていない、肩掛けも売り払って、もう売るものは何も残っていないと話し始めた。

「眠れていますか?」

泣かれないようにと、体調に関する質問から開始した。

「一度、早く寝入るがすぐに目が覚めます。よく寝ていてもちょっとした物音で目が覚める。そうすると悪いことばかり考え始めます。明日どうしたらよいのか、食べ物が手に入るのか、何を食べたらよいのか、仕事にありつけるのか、そんな心配ばかりです。寝ている途中で目を覚ますと病になります。頭痛になります。物音や、咳、叫び声など何が原因でも、一度目が覚めると、二度と眠れません。時間がもったいないので、ランプを灯し、食べるお金を稼ぐために織物をします。一度目が覚めると、苦しい生活のことを考えます。死んだほうがましだと考えます。いろんな病に罹っているし、毎日毎日老い衰えていくばかりです。どうしたら子どもたちにまともな生活をさせてやれるのか、そのことを考えると苦しくなります。支援が必要です。食べ物や薬が必要です。薬を買うお金がありません。私はまだ働けるが、病になると支援が必要です。私はすでに65歳で、病気もあり、家で家事ができる唯一の女性です。薪を集めてきて、トウモロコシを焼きトルティーヤを作らないと生きてゆけません。明日、何をすべきか、どうしたら生きながらえられるか、と考えます。10人子どもがいました。今は4人の子どもと暮らしています。息子の一人が殺されました」

「警官をみると恐怖を覚えますか？」

との質問には、

「警官をみても恐怖をおぼえません。警官は法を犯した人を捕らえるだけだからです。軍人は、この村にいたとき罪を犯したか否かに関係なく、村人を捕らえました。いつも危害を加えました。以前に軍が村に駐屯していました。トウモロコシを焼くために、どうしても薪を集めに山に行かないといけなかったのですが、兵士をみかけるとあわてて逃げ帰ってきたものです。山では仕事ができなくなりました。軍隊の一番の罪は、私たちに貧困をもたらしたことです」

今回も、息子さんやご主人が殺された時のことを尋ねてみた。

「もちろん、今でもよくヴァイオレンスを思い出します。息子が殺されたときのことを思い出します。4発撃たれました。私は、息子の死体を抱きかかえ連れて帰りました。その場所をみると、通ると、こころが痛み始めます。石が落ちてきても、またヴァイオレンスかと思ってしまいます。石が落っこちても、叫び声を聞いても、当時の光景が甦ってきます。午後6時に息子が殺されました。だから夕方になると、誰かが家を奪いに害を与えにやってくるのではと怯えてしまいます。息子だけでなく、ヴァイオレンスにより、多くの村人の顔が見られなくなりました。ヴァイオレンスの犠牲となり殺されたのです」

今回は泣き崩れることなく話してくれた。質問を続けた。

今も普通に外出できないかとの問いに、

「石が落ちてきたりすると、家でも、通りでも、いつでもまたヴァイオレンスだと思う。暴力を振るいに来たのだと思ってしまう。買い物には行くが、通りで、誰かが後ろから話しかけた、追っかけてきた、ある時は触られたと思い振り返るが、誰もいないことがよくある。一週間に2回ぐらい。解決は神に委ねる以外に方法はない。神が恐怖を鎮めてくれます。それで人生を歩み続けることが可能になります」

「将来に希望が持てるようになったのですね」

「そうです。第一に神の助け。次に支援。この二つがあれば将来、生活は良くなると思います。まず神にすべてを委ね、神が助け続けてくれれば良くなります。ヴァイオレンスがもたらした一番の害は、病です。病がなくなれば、頭痛や腹痛が良くなれば、考えられ、働けるようになります。良い生活も送れる。もっと良い人生を送れる。仕事をみつけることができます。神の力によって、あなたが来てくれている、私たちを助けてくれています。明日の朝、私は死んでいるかもしれない。神に委ねる以外になすすべはありません」

さらに、死んだ子どもの魂の居場所に触れた時、

「心配しています。子どもはまだ小さくて神を信仰していなかったので心配です。10日前にも息子が夢に現れました」

と話すと、泣き出し話が途切れてしまった。しばらく待った後、

「やはり何年か前に死んだ私の母と一緒に現れました。息子が、『お母さん、元気でしたか』と訊いてきた。私が、『今何処にいるのか』と訊くと、『メキシコとの国境近くにいます』と答えました。『遠いところにいるのだね』と息子に声を掛けた後で、私は泣いてしまった。生きていたとき息子は、メキシコとの国境に行きたいとよく言っていました。私の母は、『お前に会わせるために連れて来たのだよ』と言った。息子が現れた。一緒に現れた母は、『お前の息子は死んでいるのだよ、でも問題じゃない、私がお前の子どもを連れて戻るから』と言うと、姿が消えました」

エレナさんは空をみつめながら涙をふいた。彼女の夫の遺骸はまだ見つかっていない。夢でのみ、彼女の希望が叶えられる。

睡眠障害、外傷的事件のあった場所での苦悶発作、そして典型的な泣き発作を認めた。

子どもが殺され、夫は暴行を受け障害を負った

【事例⑤】アンドレア・メンドサ・チヴィリウさん、48歳

アンドレアさんは、子どもは7人で、息子が3人、娘が4人いた。彼女はカトリックを信仰していた。教育歴はなく、裕福な家庭の家事手伝いをして生計を立てていた。

「1990年に入って、二番目の息子が殺されました。18歳になったばかりでした。さらにその年の12月2日に、18歳になった三男ペドロ・クリスタルが集団殺戮で軍隊に殺されました。夫もその時に暴行を受け、生きているが何もできない状態になっています。息子が殺された時、私はススト になりました。今でもその息子の夢をよくみます。大きくなっていて、私を夢の中で抱きしめ、いつかきっと私を訪ねてゆくからと言ってくれます。それが現実のものとなるように毎日神に祈っています」

2000年の訪問時に、アンドレアさんの表情は抑うつ的で硬く、語気は弱々しかったが、質問には淡々と答えてくれていた。しかし、ススト の経験や集団殺戮について質問し始めると、泣き崩れ話ができなくなってしまった。

その時は質問を断念して帰ろうとすると、

「すぐに泣けてくる。いつも疲れ果てています。最近は余計にやせてきました。それで普通には働けません。いつもイライラしています。こんな生活に満足はしていません」

と、呟きかけてきた。後ろ髪を引かれる思いでアントーニャに急かされ彼女の家を後にした。

2002年に再訪することになった。私の再訪を歓迎してくれたアンドレアさんは、

「なぜ、人が他人を殺すのかを考え続けていたので、ネルビオになりました。今も、喉と頭が痛む日が続きます。ネルビオが悪化したのだと思います。十分な食べ物があるとネルビオは良くなるのですが」

などと生活の困難さを弱々しく訴え始めた。

「眠れていますか」

と、話を体の問題に向けたが、

「十分には眠れません。しかし眠れないことより、一番の問題は、なぜ人が人を殺すのかということです。それが問題です」

と言われてしまった。

警官を見た時に恐怖を感じますかと訊くと、

「武器を持った人すべてに恐怖を感じます。軍人の襲撃を思い出すからです。銃を担いでいる人をみると、例えば、銃を持って猟に出掛ける人を見ても、彼らが自分たちを殺しに来たのではないかと思い身震いします」

さらに、普通に外出はできているのかとの問いには、

「通りを歩くのが今でも怖い。背後で人の声を聞いて振り返ると誰もいない。街を歩いていて、見知らぬ人、軍人、武器を持った人に会うと、体が震えてきて、声を挙げてしまいます。それは、家にいても同じです。家の前を警官が通ると、怖くて目をそらします。私を襲いに来たと思ってしまうからです」

軍隊や武器を想起させるものをみると恐怖を覚えるなどと、トラウマの話に入ってきたので、被害時のことを恐る恐る尋ねた。

「何度も、ヴァイオレンスのことを思い出します。軍隊がやってくる以前は平和でした。軍隊が来て、殺戮、拷問、連行……。悲しいことばかり起こり始めました。今でもそのことを思い出します。軍は、村を、村人を守るために来たと言っていたが嘘だった。人を殺しに来たのです。山や丘に農作業に出掛けることさえ困難になりました。食料を集めに行けなくなりました。すべて軍隊が問題を起こしたのです」

ここまで今回は冷静に答えてくれたので、

「将来に希望が持てますか?」

と訊くと、泣き始めてしまった。

「援助が必要です。援助があれば、生活状態が良くなると思います。私だけでなく家族も。かつては子どもたちももっと良い生活をしていました。軍が来て、息子が殺されてネルビオに、寂しさで病になりました。喉の痛みや頭痛で苦しむようになりました。この状態に打ち勝たなければならない。援助が必要です。仕事をするのに十分な食料、栄養が必要です。このメッセージを伝えて欲しいです。食料と薬が欲しい。病が良くなり働けるように……」

少し落ち着いたところで、

「今、子どもさんの魂は」

と訊くと、

「大人としての役割を十分に果たしていなかった。小さくして死ぬことは罪です。しかし、息子は殺されたので安らぐ場所を与えられていると思います。安全なところにいると思います。毎年、平和公園で12月2日にミサが執り行われます。花を飾り、ロウソクを点し祈りが捧げられます。犠牲となった人がもっと安らかに眠れるように。毎年、殺された日の夜に、息子が姿をみせてくれます。帰ってきます。伝統的な民族衣装を身につけて、パンタロンをはいて家に入ってきます。父の名を呼びながらです。大きく立派になっている姿を見て、『私の息子よ、どうしたの、帰ってきたの、よく来たね、すっかり大きくなったね』と話かけると、『迎えに来てくれたので、招待してくれたので帰れました』と言います。トルティーヤやフリフォーレスを用意して、『食べなさい』というと喜びます。そして、『お母さん、もうお腹一杯だよ』と言って姿を消します。何処に行ったのかと探すが、電気をつけるともう息子はいません。それで皆泣き出してしまいます。毎年息子が帰ってきます」

多くの人は、私がいつも泣いてばかりいるのを知っているので、死んだほうがよいと考えていると思います、と彼女は付け加えた。

彼女の思いが、今でも夢で叶えられている。

彼女の泣き崩れる状態は、特有の泣き発作というよりは悲哀感に満ち、泣き続けるという表現がふさわしかった。もちろん、武器を持った人をみると外傷的事件を想起し、過剰な恐怖・驚愕反応を示すことには変わりなかった。彼女は今、夢でのみ息子に会う願いが叶えられていた。

外傷体験内容と現在の症状

DSM-Ⅲ-Rの診断基準を用いて、2回の診察でPTSDと診断されたのは55名中22名だった。

彼女たちの語りは記憶をたどり、外傷体験時のことを説明する適切な言葉を探し、話すというものではなかった。言葉が暗闇を流れる濁流のように流れてくる。彼女たちはその流れに押し流され、我を忘れ泣き崩れていた。本来、呪医はその言葉に耳を傾け聴いたはずである。内戦中はそれが叶わなかった。

彼女たちは急性期の驚愕、戦慄体験をススㇳと考えていた。第一章で述べたように、ススㇳの基本症状は睡眠時の不穏、不眠、焦燥感、食欲不振、服装や体を小綺麗にするといった身の回りへの無関心、衰弱、抑うつなどである。マヤ社会での女性の社会的な地位は低く、ストレスを蓄積しやすい社会・個人状況下に置かれていることが多い。そんな女性が一見些細と思われるエピソード、例えば隣町の祭りの見物に行って酔っ払いに脅されたなどを契機に、眠れず食欲を失くし、寝込んでしまい家事や育児ができなくなる。

ススㇳはさまざまな驚愕・恐怖体験により、魂が体から遊離した状態だと考えられている。体から離脱した魂は、大地の裂け目に出現する深い闇の中を漂い、悪霊などに害される危険な状態にある。それゆえに、ススㇳを病む人は暗闇の中で悪霊に襲われる恐怖、さらには、魂の呼び戻しの失敗から生じる死への不安に怯える。事実、適切な治療儀礼が行われないと持続する恐怖・緊張状態によって衰弱し、死んでしまうことがある。

表４　内戦被害者の苦悩の表現

	総数	苦悶発作	解離現象	ネルビオ苦悩の身体表現
目の前で：(夫／子ども／夫と子ども／父）を殺害された	６人（２／２／１／１）	６人（100％）	５人（83％）	２人（33％）
夫が強制連行され行方不明	14人	６人（43％）	３人（21％）	５人（36％）
外傷	２人	１人	０人	１人

内戦被害者の場合は、軍隊の暴力行為による驚愕、戦慄体験から生じた茫然自失の状態をススト と考えていた。

スストと判断すると、呪医はスストを病む人の魂を探すことから治療を開始する。この時、伝統的な癒しシステムが作動し、呪医により神話的伝承を素材にして意図的に外傷エピソードが再現される。魂を失った状態が物語られ、ヴィジュアルに映画のシーンを見ているように描かれ、新たな意味づけがなされる。聴覚に加え、視覚が加われば映画を観ているようにより理解が容易となる。徹底操作が完了しトラウマが処理される。

しかし、内戦下でこのスストの治療者である司祭者や呪医が殺害され、伝統的癒しシステムの破壊が進み、こころの傷の伝統的な処理に失敗した結果、外傷性記憶が形成されたと考えられる。その結果、悪夢として、または銃をみてその光景が繰り返し侵入してきていた。

さらに和平協定提携まで軍による脅威が持続した結果、次のような現在の彼女たちが示す特有の多彩なＰＴＳＤ症状を形成するに至ったと考えられる。

彼女たちの現在の苦悩の表現の方法は、大きくは３つに分類された（表４）。第１は、ネルビオを含めた体のさまざまな慢性痛の訴えで、伝統的な苦悩の表現形式と考えられた。本来、苦悩の身体表現は、学童期などに特徴的なものであるが、成人の困惑時期、過渡期においても精神症状という表現を用いず、表面的には身体的言語として表現される。ネルビオも驚愕状態からの移行時期の苦悩の表現形式だと言える。

第2は、軍隊、銃、軍の車両や、行進を想起させる音などに暴露され生じる生理学的反応を伴った強い心理的苦痛。彼女たちは心臓の痛みの発作と表現する、〝苦悶発作〟だった。第3は、特有の泣き発作で表現される解離現象であった。

このような特有の症状を形成するに至った原因として、伝統的な治療者を失ったことの他に、家族が殺害されたことやその後の苦境を長年口外できなかったこと、葬送儀礼が執り行えず喪失体験の処理がスムーズに行えなかったことも無視できないと考えられた。強制連行された夫の多くは、現在も行方不明のままであり、亡骸は発見されていない。そのため葬儀は行われず、死者の魂を安住の地に送ってやれていないことの苦悩が伺えた。

しかも、彼女たちは働き手である夫を奪われ、その子どもたちは教育を受けられず、そのため仕事に就けず、困窮を極める生活を強いられていた。さらに、近年の急速な市場経済の導入により生じた貧富の格差の拡大は、彼女たちから希望を奪い、無気力な状態に追いやっていった。

調査時の2~3年前から、彼女たちはこの苦悩を訴えることがようやく可能となった。そして、わずかであるが、欧米諸国から支援の手が差し伸べられるようになると、彼女たちは〝支援〟という言葉を頻回口にするようになった。面接を開始した当初は、私は彼女たちに苦悩を自由に語ってもらうように努めた。しかし、多様な痛みの訴えや泣き発作に翻弄され、冷静さを失う自分を感じ、あえてＤＳＭの診断基準を用い、正確に症状を把握しようと自分に言い聞かせたことがあった。それがかえって彼女たちの訴えを自由な語りから様式化し、ＰＴＳＤ化を進めたといえなくもない。このように、サンティアゴ・アティトランのＰＴＳＤの症状は、一見多様のように見受けられたが、ステレオタイプ化した〝犠牲者〟の様相を呈しつつあることはたしかであった。調査者としてのジレンマに陥りつつも、彼女たちの苦悩を少しは共感できたのではないかと、いま自分を慰めている。

妻から「あなたはグアテマラの支援学校や集会で、内戦被害者の女性に感謝の言葉を述べられるとよく泣いてしまう。他のことで泣く場面を見たことがなかったのに。もちろん私のことでは一回も泣いてくれたことがなかったのに」と、よく言われた。彼女たちの前で語り始めると、私も声が出なくなり、空き容量がなくなったかのように、自然に涙があふれ出てきてしまうのだ。

3. もう一つの悪夢

「パナバフ村が埋まった。ハリケーン・スタンによる土石流で埋まった。これから支援センターが無事かを確かめにサンティアゴに入る」

2005年10月5日夜、友人ルベン医師からメールが入った。そして、その翌日、

「我々の支援センターの建物はかろうじて残っている。しかし、クリニカ・サンティアギィータは跡形もない。村人が寝る場所がない。食料がない。何とかならないか」

「200家屋以上が瞬時に土砂に埋もれてしまった」

などと、次々に被害の深刻さが伝えられてきた。

内戦被害者の支援活動が軌道に乗ったところだったので、この知らせはショックだった。送られてきた写真を見ると、私たちの支援センターがあるパナバフ村の半分が土石流で埋まってしまっていた。何かしなければと焦るばかりで数日が経過した。

当時、サンティアゴ・アティトランは12のカントン（村）と6のフィンカ（荘園）から成り立っていた。サンティアゴ・アティトラン市郊外のパナバフ村は、人口約5、000名の村だった。後述するが、私たちはこの集落に土地を買い、内戦被害者の自立支援センター兼学校を建てていた。

この知らせをまず、和歌山大学での私の教え子や国際ソロプチミスト和歌山の方に伝えた。すると、すぐさま

彼らは緊急支援活動に立ち上がってくれた。ラテンアメリカ研究会（注1）はもちろんのこと、人前に出ることが苦手なアミーゴの会（注2）の若者までもが、和歌山駅前で募金活動を開始してくれたのだ。国際ソロプチミスト和歌山の有志も駆けつけてくれた。最初は下を向いての小さな呟きだった若者たちの声が、次第に大きくなった。夢ではないかと目頭をこすった。

ルベンは、私たちの共通の友である内科医チオさんが主宰するマヤ人のＮＧＯ「ヴィヴァモス・メフォール（Vivamos Mejor）」と協力して、サンティアゴ・アティトランのすべての教会と学校を緊急避難場所に開放してもらい、支援活動を開始した。また同時に、教会の一隅に簡易診療所を設置して、ルベンは診療を開始した。

和歌山での募金活動では約40万円もの大金が集まった。さらに、ルベンと私はダメもとでグアテマラのある銀行経営者に支援のお願いをした。その数年前に私はルベンの依頼を受け、神経性食思不振症で苦しんでいたこの銀行家の娘さんを治療したことがあったからだ。グアテマラでは白人富裕層が直接、先住民を支援することは、その頃はまだタブー視されていた。ところが、その銀行家が動いてくれたのだ。２、０００万円が、彼が理事長を務める団体から提供された。

村人に募金活動をする日本の若者の写真を見せると、涙して喜んでくれた。「彼らの集めた40万円が、その後の支援を呼び込んだ」と。さらに驚いたのが、サンティアゴ・アティトラン以外の被害を受けなかった地区の住民や周辺の町の人たちの予想外の反応だった。内戦被害者の支援では、政府や軍への密告を恐れて協力がまったく

（注1）ラテンアメリカ研究会：１９８２年に、著者がマヤ文化を中心に、ラテンアメリカの文化や歴史を知るために立ち上げた和歌山大学の学生サークル。

（注2）アミーゴの会：著者が和歌山大学でひきこもる学生など、メンタルな問題を抱える学生を支援するために立ち上げた自助グループ。学内の保健管理センター内にアミーゴの部屋を設け活動した。

得られなかった。ところが、この時には同じ村の人たちや近隣の集落の人たちが、毛布や食料を売ってくれたのだった。避難した人の2カ月ほどの食料と毛布などの救援物資とある程度の医薬品が確保できた。なんとか急場をしのげる目途が立ち安堵した。

それからまもなく、グアテマラ政府や海外からの大規模な支援が開始された。簡易造りの仮設住宅が設けられ、アメリカの支援で高度な医療ができる仮設病院が建設された。

この時の被害は、不明者は約600名、死者201名、両親を失った子どもは25名で、一方の親を失った子どもは65名だった。内戦寡婦77名も被災した。そして、700家族以上が家を失い避難所生活を強いられることとなった。［口絵12］

支援学校に行くと、そのすぐ隣で大量の土砂の上に蹲り、5歳の少女が茫然と空をみつめていた。訊くとまだその下に母親がいるとのことだった。この少女は、避難した教会で夜に雨が降り始めると、恐怖に体を固まらせ涙を流していた。

この時の支援では、私たちの内戦被害者の調査経験が生かされた。マヤの呪医を招き土砂で埋もれた犠牲者の霊魂の嘆きを鎮める伝統的儀式が村を挙げて行われた。遺体の発見と同時に、村での葬送儀礼が実施された。災害一カ月後から、被災者激励サッカー大会や音楽コンサート、私たちの支援センターでもクリスマスパーティーなどさまざまなイベントが行われた。肉親を失った子どものこころを癒す遊戯・絵画療法が開始された。

しかし、残念ながらこれらの活動は長くは続かなかった。

2007年9月訪問時には、まだ600家族以上が仮設住宅で暮らし、居住環境の悪化や、無気力な被災者の姿が見られた。予備調査で、雨音でパニック発作を生じる被害者20名を観察した。その内、15名は10歳以下の子どもで、13名は両親を失っていた。

自然災害のPTSD（注1）の研究は、阪神淡路大震災で詳細に行われている。その報告によると、PTSD有病率は、半年後で15～25％、約一年後で15％とされている。また、他の研究では子どもの場合は、7年後も6・6％がPTSDハイリスク群と考えられたとの報告がある。多くの研究をみると、子どもは大人よりも、戦争などの人為的被害は自然災害よりも、そして、目の前で殺害されるなどの直接体験は間接的な体験よりもPTSDの症状は深刻で、回復が遅いことが報告されている。

この他に、回復力に影響を及ぼす要因として、個人的要因では内向性、神経症傾向などが、そして社会・環境要因には支援の少なさ、神戸・淡路大震災では失業が大きな要因とされている。

（注1）

・子どもにみられるPTSDの特徴　侵入：恐い体験を思い起こして再体験する。1．突然興奮したり過度の不安状態になる。2．突然現実にないことを言い出す。3．悪夢を繰り返しみる。4．外傷体験を思わせる遊びや話を繰り返す。／回避：外界に対する反応性の低下。1．表情がなくなったり、ボォーっとしている。2．話をしなくなったり、引っ込み思案になる。3．活動性、記憶力、集中力の低下。4．興味・関心の減退。／過覚醒：過度の緊張状態。1．不眠。2．必要以上に常におびえている。3．少しの刺激でも過敏に激しく反応する。4．そわそわして落ち着きがなくなる。

・時間の経過に応じた特徴　急性反応期（ショックから2～3日）1．ほとんどすべての人が不安と恐怖を強く訴える。2．再び同様の事件・事故・災害が発生したらどうなるのか、といった不安感と恐怖感が増幅する。3．生命と生活の確保が中心となる。／身体反応期（ショックから1週間程度）1．頭痛、腹痛、吐き気、高血圧などの身体症状が表面化する。／精神症状期（ショックから1カ月程度）1．注意、集中が困難になる。2．多弁、多動になる。3．いらいらが生じ、ちょっとしたことにも怒りっぽくなったり、相手に対して攻撃的になったりする。4．うつ的になり、何をするのも億劫になる場合もある。

・外傷性ストレスに対するケアの基本方法と留意すべき点　1．症状のコントロールがある程度行えるようになってから、事件・事故の話を聴く。2．睡眠状態や日常生活について聴くことから話を始める。3．感情が自由に表現されるように、泣いたり怒りを表現したりすることを制限しない。4．原則的に話をよく聴く。5．終わりには、日常的な内容の話に持っていく。6．事件・事故は忘れられることはない。7．特殊な事件に対する普通の反応であることを理解する。

サンティアゴ・アティトランでの支援は長期にわたり必要とされ、困難を極めた。しかし、数年後にマヌエルたちの努力で、パナバフ村の人たちが移住するための新たな街づくりがサンティアゴ・アティトラン郊外でようやく始まった。

内戦被害者自立の夢

私は内戦被害者の女性を訪問して、彼女たちの消えることのない悲惨な体験と苦悩、悲惨な現実、叶わぬ夢を知り、何かできることはないのかと自問自答した。私たちにできることは、と。まず感じたのは異国に住む私たちに多くはできないが、行動を今すぐに起こさなければいけないとの強い思いだった。その時に思いついたのは教育の重要性だった。貧しい生活から抜け出すには被害者の子どもの教育が、簡単な商いをするにも計算やスペイン語の読み書きが必要だ、と思った。私は日本で機会があるたびにこのことを話した。幸運にも奉仕活動を続ける働く女性のグループである国際ソロプチミスト和歌山の方々と出会った。思いのほか早く支援の輪は広がり、小学校の建設や被害を受けた女性の生活の改善のために民芸品などを日本で販売する活動が開始できた。その活動はグアテマラの保健省やサンカルロス大学などの協力を得て10年以上続くこととなった。

２０００年に内戦被害者の生活状態や精神保健に関する実態調査からスタートした活動には、２００１年には日本から22名の学生が参加した。現地での内戦被害者との交流会に端を発して、民芸品を日本で販売するまでに至った。その翌年には、イシュムカネ代表アントーニャとマヌエルの2名を日本に招待して、和歌山大学などで講演会や交流会を行った。村では飛び交う銃弾をも恐れず、何百人もの前で堂々と演説していたリーダーのアントーニャが、宿泊所となった私の自宅の部屋の片隅で震えていたのを今でも鮮明に記憶している。初めて国外に出たことと、初めて乗った飛行機に対する恐怖感から生じたものだった。さらにこの年には、日本から学生など10名がサンティアゴ・アティトランに支援活動に入り、8月には支援活動拠点となる待望の内戦被害者自立支援センター「イシュムカネの家」が完成した。2003年にはこの自立支援センターで、2名のマヤ人の先生を雇いバイリンガル（マヤ語とスペイン語）の土、日曜学校をオープンさせた。平均年齢14歳の若者18名が、第一期生として音楽や絵を用いてスペイン語、算数、そして彼らマヤ人の歴史を学び始めた。さらに育英基金を設立し、国際ソロプチミスト和歌山など多くの方の協力を得て、毎年25名以上の子どもが正規の小学校に入学できるようになった。また、学生たちは土、日曜学校の先生の給料や学用品の購入費、生徒の昼食費用を捻出するために、内戦被害者自立支援センターで制作された織物や民芸品を大学祭や各種バザーで販売してくれた。自然の植物から抽出した染料を用いた伝統的なツトゥヒル・マヤ織りが復活し、サンカルロス大学の心理学者の協力を得て、こころの傷を癒すための集団療法も開始されるなど成果が続いた。少しは彼女たちの夢を現実化する助けになったと思った。［口絵13］

第6章　あの世への入り口で

1. 湖底の夢

アティトラン湖で泳いでいると急に風が強くなった。まだ北風が強くなる夕刻までは時間がある。なぜだ、と思いながら岸辺に戻ろうとした。すると周辺の湖水が渦を巻き始めた。危ない、と反射的に水中に潜り渦を避けようとした。しかし、呼吸が苦しくなり一瞬意識を失った。意識が戻ったとき渦が消え、湖中に陽光が差し入りまるで光の渦に巻き込まれているような錯覚に陥った。すると背丈が50センチもない、髪を後ろで束ね、その上からてっぺんにぼんぼりをつけた中国ふうの毛糸の帽子をかぶった子どもが、何人も空中を飛び交うように私の周りを泳いでいた。

「このものたちが黄泉の国へと案内する。従え」

そんな声が聞こえた。

同時に水の抵抗が消え、空中散歩をしている感覚になった。私の周りをマヤの壁画に描かれた小さな人が舞いながら導く。

しばらくすると湖中に200メートルは優に超える基壇が現れ、その中に小ぶりの神殿と石碑が並んでいた。私はその一つの神殿の前に立った。多彩色の香炉が並び、そこから五色光線が水面へと立ち上っていた。

グアテマラ保健省の友人ルベンが運転するサンティアゴ・アティトランに向かう車に揺られ、私は眠り、夢をみていた。

私がサンティアゴ・アティトランに通い始めた頃は、一日に一便のパナハチェルからの連絡船が唯一の交通手段だった。陸路は徒歩や馬で行くことが可能だったが、強盗がよく出没していた。今では黄金の丘からサンティアゴ・アティトランに向かう曲がりくねった山道はまがりなりにも舗装され、車が入れるようになった。その両脇にコーヒーの木が植えられている。その木は黄色、赤の鮮やかな実をつけている。アティトラン・コーヒーは世界的に有名になり、貴重な収入源となった。残念だが、それに伴いトウモロコシ畑は次第に消えつつある。人口が3倍以上に増え、郊外から街の中心部に入る道路脇には簡易造りのホテルが見受けられるようになった。伝統的な家屋は少なくなった。

内戦終結から10年が経過した。ハリケーン・スタンで家を失った人が移住するための新しい街が完成して、その一角に博物館や伝統的な織物を制作販売するセンターも建設された。マヌエルの働きによるところが大きい。その時の私たちの目的は、発見された水中遺跡の確認と、進行しつつあったマヤ人によるエコ・ツアー計画の推進、その一環としての水中都市ミュージアム構想の具体化だった。

街は確実に変わりつつあった。

マヤの人たちは洞窟や泉や湖を地下界、死者の国へとつながる聖なる地と考えている。それは『古事記』の黄泉国の考え方に似ている。黄泉国の名前の意味は「地下にある泉」で、横穴式古墳の構造からの連想、あるいは古代の埋葬儀式からきたものとされている。マヤ人は、洞窟と地下の泉は死者の国への入り口であり、かつ死者との交流に不可欠な場と考えてきた。マヤ人の他界観と同様に黄泉国は、地下にあり暗黒で汚いところとされてはいるが、罪を罰するという地獄のようなところではなく、現世との連続線上にあると考えられている。

私が最初に興味を持ったマヤの湖は、グアテマラのアマティトラン湖だった。アマティトランは、グアテマラ市から日帰りの距離にあり、首都に住む富裕層の別荘が多く建てられている。幻覚キノコの産地であり、幻覚キノコを求めて訪れる国内外の観光客も多かった。私がこの湖に興味を持ったのは、キノコ石と呼ばれている、小ぶりの石の偶像が湖底からたくさん発見されたからだ。当初、考古学者は東南アジアの農耕民族によくみられるように、この偶像を男根崇拝、豊穣信仰のシンボルと考えた。私は幻覚キノコの神秘的な力のシンボルだと主張したのだが、この説が一部の研究家に受け入れられはじめたのは最近になってのことだ。[口絵15]

またアマティトランでは、湖が古くからマヤ人の巡礼の地であり、湖岸の岩場にニーニョ・サント、〝神の子〟と呼ばれる子どもの神さまが祀られていた。湖の周りに広がる丘陵地帯に小規模だが数多くのマヤ遺跡や祭壇があった。そして、近隣の村に住む子どもたちが、自生する幻覚キノコを食べる集会を行っていた。

マヤ人によるエコ・ツアーと水中ミュージアム構想の夢

スペイン人がこの街にやってくる前、アマティトラン湖の北部に〝神々の頭〟と呼ばれた石像があった。その石像にお願いすると、どんな病でも良くなった。病を治しに、遠い村々から大勢の人が湖にやってきた。17世紀のある夜のこと。大地が大音響と共に揺れ動き、空が真っ暗になり雹が降った。そして、〝神々の頭〟は湖に沈んでしまった。翌朝には、それまでの嵐が嘘のように青空が広がった。村人は大変なことが起こったと湖に駆け付けると、〝神々の頭〟が消え、真っ黒な木彫りの子どもの像が残されていた。この子どもの像も病を治す力があったので、村人は神がその子を授けて下さったと崇めるようになった。そして、それからも多くの人が湖を訪れた。こうしてアマティトラン湖は聖地として毎年巡礼が行われようになった。

〝神々の頭〟と呼ばれていた石像はマヤの神、真っ黒な木彫りの神の子の像はキリスト教の到来を意味していると考えられる。こういった神の子誕生伝説が湖畔の村々で伝えられている。

現在、この神の子の像は湖の近くの教会に安置されている。4月25日から5月4日まではサンタクルスの祭日である。最終日の前日に神の子の像は教会から〝神の子の椅子〟と呼ばれる湖の岩場に移される。当日、たくさんの色とりどりの花で飾られた舟が何艘も用意され、その内の一艘にのせられ教会から神の椅子に向かう。湖では楽団が音楽を奏で、湖面は花で一杯になる。

〝神の子の椅子〟は湖面から3、4メートルの高さにある。〝神の子〟は舟から花で埋め尽くされた祭壇に移され、村人は船上から祈りを捧げる。

アステカにショチピリ（注1）（花の王子）と呼ばれる神がいる。青春、音楽、踊り、水に関係が深い神として信仰されている。この神の一つの姿に〝神の子〟ピルツィントリがある。このピルツィントリは、幻覚キノコの力を讃えたものだと言われている。この信仰とアマティトランの神の子はよく似ている。1971年、初めてメキシコ

（注1）ショチピリ：アステカ神話の神。ナワトル語で、ショチピリは「花貴公子」を意味する。スペインのフランシスコ会修道士ベルナルディーノ・デ・サアグンによると、ショチピリは精進期間を守らずに性交を行った者に痔、性病、でき物などの病気を罰として与えたとされる。その一方で花、踊り、絵画、ゲームなどの守護神でもある。また豊穣神としての性格もあり、若いトウモロコシの神であるシンテオトルと近い関係にある。15世紀末から16世紀はじめのものと推定されるショチピリの石像が残っている。シウポワリのテクイルウィトントリ（第7月、グレゴリオ暦の6月ごろ）にショチピリの祭があり、そこでショチピリに扮した人物が生贄にされる。（ウィキペディアより引用）［口絵16］

シティに着くと、私はラカンドンの集落に入る手段を知るために情報を集めにかかった。まず、日本大使館を訪問すると、国立人類学博物館を紹介された。チャプルテペク公園内にある広大な博物館の一角にラカンドン人の生活を紹介する部屋があった。これで、目的のラカンドンの集落に入れる、と一瞬大喜びしたが、案内してくれていた研究員の、私はラカンドン人が住む密林に入ったことがありません、との言葉は私を不安に陥れた。

何人かの研究員から情報を集めてもらった結果、現在の研究員にラカンドンの集落に入った人はいない、ただ、メキシコ・チアパス州のサンクリストーバル・デ・ラスカサスに行けば詳しい情報が入る、とのことだった。それでサンクリストーバルに行く手段から情報を集めることになった。以来、私はメキシコシティに行くと必ずこの国立人類学博物館を訪ねる。常に新たな研究結果が展示されているからだ。私が幻覚植物に興味を持ってからも、貴重な情報を得られた。最近では博物館に行くと、必ずショチピリの座像の前で時間を過ごす。この像の四肢に、メソアメリカの代表的な幻覚発動性植物であるオロリウキ、煙草、シニクイチ（Heimia salicifolia）、幻覚キノコ（Psilocybe aztecorum）などの花が彫刻されているからだ。

マヤの地下界に興味をもった私は、政府軍とゲリラ軍の和平協定締結前の1985年にアマティトラン湖で、そして、1992年にはTBSの協力を得て、アマティトランとアティトラン湖で本格的な水中調査を行った。［口絵17］その時の調査で、土器や人工的石組を発見したが、地下界の入り口と考える湖中のマヤ遺跡を発見するという私の夢は叶えられなかった。

ところがその6年後の1998年、アティトラン湖、黄金の丘近くの湖中、約20メートルの深さのところで、2000年前に築かれたマヤの都市が発見された。私たちが調査したところからわずかに500メートルほど離れた地点だった。サンティアゴ・アティトラン市の郊外にある黄金の丘は、現在も宗教儀式が行われている宗教上の重要な場所で、私たちもその近辺の湖中に潜っていたのだ。やはり、その黄金の丘の前の湖底で水中遺跡が発見された。

この発見は、ダイビングを趣味とするビジネスマンのR・サマヨアによるものだ。２００８年には、サンカルロス大学の考古学者ソニア・メドナーナが初めてこの水中遺跡の調査を行い、２００９年にその成果を公表した。

私たちがサンティアゴ・アティトランに到着すると、マヌエルがエンジン付き小型船ランチャを用意してくれていた。

黄金の丘の岸辺から20～30メートル離れたところで、マヌエルがランチャを止めた。そこに、一隻のエンジン付きの無人のボートが停まっていた。酸素ボンベが無造作に横たえられたボートに飛び移り、私が悔しそうに湖面をみつめていると、

「映画隊が今日も潜っている。この下だ、遺跡が発見されたのは。ここはサンティアゴ市の領海だから、マヌエルの許可で何でもできるから、安心しろ」

と、ルベンが私の肩を叩いた。

マヌエルはその時に市長になっていたからだ。

「水中撮影をする機材がない。何もできない」

ため息交じりに答える私の気持ちを察して、ルベンが声を掛けてきた。

「岸に小屋がみえるだろう。彼らが撮影や調査のために借りたものだ。サンカルロス大学の友人の考古学者がいるはずだ。行ってみよう」

近付くと遠くから小屋にみえていた家屋は、誰かの湖畔の別荘をレンタルしたもので結構大きかった。

「ここから誰が来たのか眺めていたのだよ」

と、大柄のサマヨアとソニア博士、そして、映画製作プロダクションのディレクターが私たちを歓迎してくれた。

家の中には涎がこぼれそうな、湖中から引き揚げられた遺物が大量に並んでいた。水中都市はおよそ２００平

方メートルの広さの海底に隆起した島の上にあった。そこから出土した土器は、私たちが湖中で発見したものと同じく、紀元前200年から紀元後200年までの先古典期のものがほとんどだった。遺物は生活用から、宗教儀式用のものまでさまざまで、いろんな階層の人がその遺跡で生活していたことが推測された。[口絵18]

「たった500メートル先だったのに。もしあの時にこの水中都市を発見していれば、医者を辞められていたのに、残念！」

と、少し本音をこめた冗談を言うと、

「これから、これから。貴重な資料は何でも私の友人が提供してくれる」

と、慰めるようにルベンは私の肩を叩いた。

しばらくして水中撮影チームが、その日の収穫を手にして帰ってきた。ドキュメンタリー映画の撮影をしていた、そのプロダクションの支援を得ての考古学的調査は、年に一カ月かけた調査を2回行っていた。雨季が始まる6月までには終了する。それ以後は調査資金の目途が立っていないとのことだった。

盗掘が進み、貴重な遺物が個人的に買われる可能性がある。そして、この水中都市も放置されかねない。

なぜ、水中に都市があるのだろうか。マヤ低地の地層調査で、マヤの中心地域は約300年周期で大規模な干ばつに見舞われていたと考えられている。このことに関して、2012年1月に、「太陽の黒点と気候変動」と銘打ったシンポジウムが名古屋大学で開催され、私も招待された。そこで世界規模での気候の周期的変化が発表された。私以外は太陽系の変化や気候変動を研究する学者だった。

私はマヤ文明の滅亡の謎に興味を持ち、マヤの地に行くことを決心した。医学生であり、感染症と文明のテーマに興味を持っていた私が最初に考えたのは、スペイン人が持ち込んだだろう感染症だった。近代医学が発達していなかった頃の戦争では、戦闘での死者数以上に感染症での死者数が多い。それが証明できないだろうかと考えた。なかなか感染症が流行した古代の記録が見つからなかった。そんな時気付いたのが、マヤ文明が300年周期で興亡を繰り返しているとの事実だった。それでマヤ文明滅亡の謎を解く鍵は、マヤのカレンダーにあると考えるようになった。短期暦は約256年で一巡して戻る。この短期暦の終わりに不吉な予言がなされていたと考えたのだ。そして、この不吉な予言に従い、都市を放棄し、移動したのではないかと考えるようになっていた。しかも、幻覚植物を用いた予言は、非常にリアルであることがわかってきた。

私は、このような約300年周期でのマヤ文明の興亡説を唱えていたので招待されたのだ。古代のメソアメリカの文明だけでなく、黄河などの古代文明が栄えた地域が、約300年周期で大規模な干ばつに見舞われていることが報告された。この太陽からのエネルギーの変動は、気候変動から衛星通信障害にまで影響を及ぼす可能性があるとの報告が、ジュディス・リーン（2005）の「変動する太陽とともに生きる」と題した論文でまとめられている。また、すでにD. Verschuren（2000）などにより、ユカタン半島での乾燥化、干ばつと降水量が太陽の変動と関係しているとの報告がなされていた。

実際に、私が訪れた40年間でもかなりの水位の変化があった。例えば、私がペテン県フローレスで定宿にしていたペテン湖畔のホテル・マヤ・インターナショナルの一階部分は、20年間ほどで水没し湖面に浮かぶホテルに変身した。

この水中神殿都市も水位が上昇し、水没してゆくにつれ、祖先が住む地下界の交流の場として〝聖地化〟したと考えるのが妥当だ。マヤ人はもともと洞窟、泉、そして、湖を地下界の入り口となる聖なる場所と考えていた。神殿建立時当初から、水位の変化を考え地下界や冥界への入り口として、水没を予測して神殿を建設した可能性も否定できない。もしそうであれば……。

マヤの諸都市は神格を有する王が支配する宗教都市だった。神格の証明のために王たちは、祖先神との交流を必要とした。それで、死亡した先王の居住地や墓を埋め、時には先王が築いた神殿そのものを埋葬、つまり神殿埋葬して、その上に現王が新たな神殿を立て政治を執り行った。死亡した先王に対しては、神として再生することを願って儀礼を行った。代々の王たちは、死亡した先王が地下界にある神の国に到着するまで先王の現世での力を封じ、また、神として再生した先王や他の神々と交流する必要があると考えていた。現在のマヤ人の死者に対する考えと同様に、先王が神の国に辿り着くまでの霊魂は悪い力を及ぼすと考えられていた。

マヤの聖なる湖に築かれた神殿から墓や多彩色の土器、精緻な工芸品が発見できれば、未解明の部分が多いマヤの泉や湖に対する信仰を明らかにすることができる。その時、サンティアゴ・アティトランは、マヤ人のNGOヴィヴァモス・メフォールの協力をえてエコ・ツアー計画を進めつつあった。マヌエルの家でマヤ料理を御馳走になりながら、ラテンアメリカ唯一の〝水中ミュージアム〟を造ろうとの話が弾んだ。博物館は完成したものの、まだ展示品がなかった。私個人のマヤ学、古代マヤの滅亡原因を解明しようとする夢は無視され、急速に進みつつある湖水の汚染問題の解決や水中都市の保護へと、現在のマヤ人の新たな街づくりという、熱いもう一つの夢が夜を徹して語られた。

2. 生と死の儀式

ラカンドンの森へ

古代マヤ人は、なぜ、密林の真只中にあれほど華麗な神殿を築いたのだろう。そして、なぜ、その大神殿都市を突然放棄したのだろう。

そんな思いで、私がメキシコ行きを思い立ったのは和歌山医科大学3回生の時だった。大学紛争が落ち着いてきた頃のことだ。まだ落ち着いて医学の勉強に打ち込む気持ちにはなれなかった。ストライキ続きで暇を持て余していた私は、D・H・ローレンスの本を読み耽っていた。その頃、彼の『チャタレイ夫人の恋人（注1）』が発禁本となり、わいせつと表現の自由が法廷で争われていて、私の関心を惹いた。私は単なる興味から、ローレンスの原本を読み始めた。その中の一冊に「セヴン・ストーリー」と題した短編があった。たしか、何不自由ない都市の生活に疑問を抱いた白人女性が、一人で馬に乗り先住民の集落に入り、そこで行われていた伝統的な宗教儀式に参加し、さらに自ら進んで生贄にされてゆく過程を描いたものだった。ここに描かれていた宗教儀式、特に生贄の儀式に興味を持った私は、以後マヤ文明の本を読み耽った。そして、マヤ文明崩壊の謎に魅せられ、密林の中で西欧文明を拒み伝統的な生活を続けるマヤ系ラカンドン人のことを知った。

アルバイトなどで資金を調達し、旅立てたのは1971年のことだった。

メキシコ・チアパス州の元州都サンクリストーバル・ラスカサスの中央広場から四方に伸びた赤茶けた屋根が遠くになってゆく。小型セスナ機でマヤの末裔と言われるラカンドン人が住む集落ラカンハに向かっていた。私の座席の後ろに塩、砂糖、米、サンマの缶詰などの食料品と寝袋などの密林の生活必需品が積まれている。その荷物の間から両脚を縛られた三羽の鶏が顔を出してはけたたましい鳴き声を上げていた。

起伏の激しい山並みの上をセスナ機は進む。峡谷から次々と吹き上げてくる白い雲が、機体を包み込んではサッと通り過ぎる。そのたびに機体が上下に激しく揺れ、ミシ、ミシと不気味な音を立てる。

10分、20分と時間の経過に伴い、山岳地帯を抜けて平地に出た。やがて、輝くようなブルー一色の湖面が前方眼下に現れた。延々と広がる青い空と緑の大地。一切の物音が急に消え、私は広大な異空間に投げ出された。

（注1）チャタレイ事件：チャタレイ事件は、イギリスの作家D・H・ローレンスの作品『チャタレイ夫人の恋人』を日本語に訳した作家 伊藤整と、版元の小山書店社長 小山久二郎に対して刑法第175条のわいせつ文書頒布罪が問われた事件。占領下の1951（昭和26）年に始まったこの裁判は、1957（昭和32）年の上告棄却で終結した。わいせつと表現の自由の関係が問われた事件だ。（ウィキペディアより引用）

「ラカンハ村だ」

カピタン（操縦士）の言葉に、我を取り戻した私は下方をみた。

エンジンが切られた。セスナ機は大きく旋回したかと思うと、着陸態勢に入っていた。樹海の間から一瞬藁葺きの家屋と草原に集まってきた村人の人形のような姿が目に入った。どこかでみた光景だ、アッ、たしかメキシコシティにある国立人類学博物館でみた光景。そう思った瞬間、激しい振動と共に私の体は数センチほど宙に浮いた。セスナ機の翼より背丈の高い草木が両脇から迫ってくる。

大きく息をついてシートベルトをはずした。

ラカンハ村での、夢にまでみたマヤの末裔ラカンドンの人たちとの生活の始まりだった。

密林の真只中で暮らすラカンドンの人たちの存在が明らかにされたのは、1909年のことだった。探検家であり、人類学者であったA・トッザーがこのラカンドン人はスペインの征服をまぬがれた、マヤ直系の純血の子孫であるとの研究報告をした。

このラカンドン人は、マヤ地域を貫くウスマシンタ河とチアパス高地に囲まれた、面積約2、500平方キロメートル、標高500～1、000メートルの密林に住んでいた。彼らはこの密林で小集落を形成し、移動式原始焼畑農耕を営んでいた。当時、ラカンドン人は総数約300名、その内ラカンハ村には100数十名、ナハ村60～70名、その他にメンツァボックやサンキンティン周辺に数家族が住んでいた。

「ようこそ」

一人の若者が手を伸ばしてきた。

それから私たちの世話をしてくれるようになったキン・ユック（黄金の鹿）だった。

彼は人類学者であり、後にサンクリストーバルに博物館ナ・ボロムを造るF・ブルム夫妻に4年間育てられた経験があった。彼と弟のカユン・ユックは、当時この村でスペイン語の読み書きができる唯一の人物だった。彼から住居の一部を借りることを確認した私はカピタンに、「大丈夫、この村で住めそうなので、予定通りに2週間後に迎えに来てくれ」と伝えた。しばらく様子を見ていたカピタンは、心配顔で機首を反対方向に向けた。

ラカンハ村の家屋は、少し盛り土をするか、そのまま踏み固められて建てられる。屋根を棕櫚に似たパホの葉で葺き、壁は直径15センチメートルくらいの丸太を並べて作る。家の周囲には雨水の侵入を防ぐための浅い溝が掘られていた。屋内には家族の人数だけのハンモックと木で造られた簡素な机、そして、夫婦には蚊帳付きの手製のベッドが用意されていた。その片隅で薪が一日中燃やされていた。

私たちは、キン・ユックの住居の横にあった、屋根が少々朽ちてきている小さな家屋に案内された。そこが鶏小屋であり、ゴキブリや蚤、シラミに襲われるとも知らずに。キン・ユック一家との約10年間の長きにわたる交流が始まった。

バァチェの儀式

密林に住んでいたマヤ系ラカンドン人は、当時、48家族が5つの集落に分かれて住んでいた。一番大きな集落ラカンハには26家族、そしてナハに11家族、メンツァボックに7家族、サンキンティンには4家族が暮らしていた。

私が何回も住み込んで調査をしたのはラカンハ村であった。ナハ村は人口が少なかったが湖のほとりにあり、バァチェの儀式など伝統的な習慣を伝えていた。私はこの村で、1975年にロールシャッハ・テストやＨＴＰテストなどの心理テストを実施したことがある。[口絵8]当時この2つの集落間は密林に阻まれており、私たちのような訪問者はセスナ機に頼らなければならなかった。

1976年、2度目のナハ村滞在も残すところあとわずかとなった日のこと。

村の長老チャン・キンの息子を先頭に村の男たちが一斉に丸木舟を出した。湖面狭しと、笹の葉舟のような小舟が駆ける。その年のサトウキビを初めて収穫するために対岸へと向かった。舟を降り、対岸から数十分も歩けばミルパに到着する。男たちが蛮刀（マチェッテ）を振り下ろすと、パサリ、パサリと勢いよくサトウキビが大地に横たわる。男たちの額に玉汗が流れ落ち、陽光を反射する。すでに太陽が頭上を通過していた。我先にと丸木舟に駆け戻った男たちは、サトウキビを背に神の家へと急いだ。

ナハ村の神の家は集落から少し離れた高台にあった。その名に似合わずパホ葺きの屋根はところどころ綻び、今にも崩れそうないでたちで東西に延びていた。神の家の東端に、5本の大木をくりぬいて作った、長さ5、6メートルもある器チェームが並べられていた。その器に、長老チャン・キンの息子たちが採ってきたばかりのサトウキビを、蛮刀で1メートルくらいの長さに裁断して入れた。

トーン、トーン、トーン。

村の若者たちが棍棒を打ち下ろす音が村に響き渡る。

「さあバァチェ酒だ」

「神々に捧げるバァチェ酒だ」

誰からともなく声が飛び交い、サトウキビが砕かれてゆく。別の男たちが湖から水を運び、チェームを満たしてゆく。そこに家で保管していたバァチェの樹皮を一枚一枚丁寧に入れてゆく。最後に神々の国の入り口を守っているとされる蜂の蜜を加え、チェームをバナナの葉で覆った。数日後、チャン・キンの息子の一人が、

「明日にはバァチェ酒が完成する」

「神々との宴には酒が必要だ」

と私に言った。

チェームの中を覗き込むと、半透明だった液が混濁を強め、ブクブクと泡立ち始めていた。亜熱帯での発酵は

思った以上に早い。

チャン・キンは息子と私を従え神の家に着いた。日の出まではまだ2時間はある。神の家は薄暗く湿気を含んだ重い空気に覆われ、下方にみえる集落を朝靄が白いベールで包んでいる。チャン・キンは、東の空をじっと見つめ一つのチェームの前に立ち、コパルに火をつけた。香煙が樹々の間を家々にと這ってゆく。まだ神との対話に参加する男たちの姿はない。

彼は5個のトウモロコシの粒を、香炉の火の中に投げ入れた。

続いて、バァチェ酒が泡立ち始めているチェームの前で香を焚き祈り、5個のトウモロコシの粒を投げ入れた。

「バァチェ酒の主よ、汝は今偉大な力を得た。私たちは汝を飲むことによって、汝の力を借り神々と話をする、どうか力を与えたまえ」

次のチェームの前で、

「決して悪い力を発揮しないでほしい、私たちが健康を損なうことなく神々と話ができるように」と、唱えるとチャン・キンはチェームの前で目を閉じ動かなくなった。

神の家を覗くと、チャン・キンの息子たちが祭壇の準備にとりかかっていた。土間にはすでにデーボイの葉が敷き詰められている。そうこうしているうちに村の青年たちが次々と集まってきた。男たちはチャン・キンに挨拶すると、チェームのバァチェ酒を布でこし、瓢箪のような植物で作られた器（カ・ルーチュ）に満たしてゆく。

チャン・キンの息子は、東西に伸びた神の家の西端へと向かい、そこに安置されている顔のついた香炉（ブラセロ）とドラムの前でコパルを焚き、バァチェ酒を数滴与えた。香炉は茶碗の素焼きの土器に顔をつけたもので、大小2種類ある。大きな香炉は直径約18センチでその中に石やヒスイで造られた偶像が収められている。小さな香炉は直径約13センチで偶像は収められていない。高さはいずれも13センチメートルほどだ。この香炉には男女の区別がある。全体を白く塗りこめ、黒と赤の縦縞模様が入っているのは男性神、同色で縦横に模様が入っているのは女性神だ。髪や口髭が黒い線で描かれ、額中央部には赤い点が、頬には星のマークが描かれている。この香炉は、年に一度リニューアルされる。そして、仏壇を買い替えた際に行う開眼供養のように、儀式を行う。

まもなく陽が東の空に昇る。神の家に集まってきていた男たちは、表に出るとチャン・キンを先頭にチェームの前で座った。香炉に火が点された。香炉の前に置かれた2個のハマと1個のカ・ルーチュにバァチェ酒が満たされた。ハマはカ・ルーチュに比べて切り口が小さい神が使用する器だ。オカッパ頭から垂れた長髪の間から覗かせていた、いつものチャン・キンの剽軽な表情は顔から消えていた。

微光が樹海に差し入り始めた時、男たちはカ・ルーチュを両手で頭上にかざした。それを左手に移し、右手にデーボイの葉を取るとバァチェ酒をすくって香炉の顔の口元に捧げた。それからすべての器のバァチェ酒が混じるようにと、男たちがカ・ルーチュからカ・ルーチュへとバァチェ酒を数滴ずつ注いでゆく。その後、男たちはバァチェ酒に右指を突っ込み、指ではじくようにしてバァチェ酒を、東西南北を指す赤、黒、黄、白の方角へと祈りながらまいていった。

法螺貝を手にしたチャン・キンは、無言を保ったまま東の空をみつめていた。地平線上に太陽が姿を現した瞬間、彼は法螺貝を力強く吹いた。法螺貝の音が日の出前の張りつめた静けさを引き裂き、森を揺るがし、村人たちの眠りを破った。

2個のハマから香炉にバァチェ酒が注がれた。コパルが参加者の前に、そして神の家の東端へと運ばれ、全員がバァチェ酒を飲んだ。

ドラムが打ち鳴らされ、男たちは祈り始めた。神々と村人の酒宴が始まった。

私は目を閉ざしバァチェ酒を口にした。生臭い。お世辞にも美味しいとは言えない。シナカンタンのポッシュやマサテコのチャ、ツトゥヒルのインディータのような喉を焼くような強さがないのがせめてもの救いだ。一気に最初の一杯を飲んだ。

「我らが神よ」

チャン・キンに男たちが続いた。男たちは祈りが天上界に住む神々に届くようにと、東の方角に向かって祈りの声のボリュームを上げた。

今まさに神々が男たちの前に姿を現そうとしているのだと確信した。が、私の前には神はまだ現れなかった。

チャン・キンは主神の香炉の顔が東方を向いているかもう一度確かめ、その口元にデーボイの葉でバァチェ酒を捧げた。

「我らが神ハ・チャック・ユムに、我らを創りし神に」

「このこころを込め作ったバァチェ酒に、我らの思いが届くように祈る」

「我らが神ハ・チャック・ユムよ、我らと歓談するために、この地に降りてくるように」

「さあここにバァチェ酒を用意しました」

「汝と歓談するために」

「ここにバァチェ酒を、チャック・ビルワ（トウモロコシの肉団子）を用意しました」

チャン・キンに、男たちが緩やかな口調で続いた。まるで経文の合唱のような雰囲気であった。

目を開けると、神の香炉の口元にバァチェ酒が少しずつ注がれてゆく。一枚の板に並べられたコパルに火が点され、その板はまず男たちの前に、次に神の家の東端に作られている香炉を安置する棚へ、最後に祭壇へと運ばれた。ドラムの音が強さを増す。祈りの合唱が続く。香煙が漂う中で、祭壇の主神の香炉に、男たちの前の香炉に、ドラムに、バァチェ酒が注がれた。

太陽が東の空に顔を見せている。神々との対話が開始されたのだ。白いベールに包まれていた樹海が一瞬にして緑の別世界に転じた。

チャン・キンは、板の上で香煙をたなびかせるコパルを摘まむと、まず主神の香炉に数個入れた。そして、男たちの香炉にも。私の香炉からも香煙が立ちあがった。祈りの歌が続き、杯が重ねられる。

はたして、彼らは香煙の中にすでに神々の姿をみているのだろうか。私は一人取り残された失望感を抱き、寝不足で痛む頭をこつこつと叩きながら、酒宴を見守っていた。

マヤの神はいいかげんなことを嫌う。なので、参加者全員が完全に酔っ払わなければならない。バァチェ酒を一滴たりとも残すことは許されない。新たなバァチェ酒が運ばれてくると、そのつど神の家の東端に少量まかれ、その後で男たちに運ばれる。その繰り返しが続く。日が昇るに従い、気温が上がり私の額からも玉のような汗が吹き出した。特に酔った感じはない。太陽が真上に昇りつめた時、チャック・ビルワやトウモロコシのお粥（マーツ）も配られた。腹が満たされると、気持ちも少し落ち着いたのか睡魔が襲ってきた。

祈りの声は、寄せては返す波のように私を揺らす。興奮した男たちの何人かは、矢じりで耳朶を突き刺し、流れ落ちる血を香炉の中の小さな偶像に注いだ。私と同年齢のラカンドンの友人カユン・ユックの話では、自分たちの血の他に、彼の父は動物の血を、祖父の時代には人間の心臓を神に捧げていたという。

バァチェ酒が飲み干され、祈りを唱える声は嗄れ、男たちは身を寄せ合い寝入った。私もいつの間にかまどろんでいた。

ユカタン半島にあるチチェン・イッツァの中央神殿がスポットライトを浴び、薄暮の中で浮かび上がった。円形に並べられた大きなコパルに火が点けられたのだ。全身を青く塗った真っ裸の男を中心に、鮮やかな腰ひもをまき羽毛の冠をかぶった男たちが、神殿の前で酔いしれて踊る。その中に神官（チラン）と4名の呪術師と、黒曜石のナイフを手にした2名のナコムがいた。ナコムは軍隊の総司令官であり、生贄から心臓を取り出す神官でもあった。この男たちが次々と中央神殿の91段の急勾配の階段を上り始めた。最上階の部屋に据えられた偶像の前には、カカオ、タマーレ、蜂蜜、洞窟から運ばれてきた処女水（ツウイ・ハ）などが供えられている。チランがコパルを焚き、祈り始めた。酒宴が最高潮に達するとチランが、仰向けになった人物が腹の上に皿や鉢のような容器をのせた石像チャック・モールの台座の下で跪き待機するチャックに、手を挙げて合図した。全身を青く塗られた球技の敗者が仰向けに横たえられ、４名のチャックがその男の両手両足をしっかりと押さえた。チランの祈りが暗黒の樹海を振動させる。ナコムの一人がナイフを天に向かってかざした。生贄にされる男の心臓の部分は白く塗られている。ナコムは頭上で黒曜石のナイフを両手で握りしめるといっきに振り下ろした。白く塗られた胸から鮮血が吹きあがった。心臓をえぐり取ると、処女の皿にのせチランが待つ祭壇へと駆け上った。チランは神である偶像に血を塗り、それから神殿の最上階から東西南北を示す四方に血をまいた。さらに、焼かれた心臓を四方に投げた。彼らが暮らす大地を支える四隅神への供物だ。神殿の最上階が炎と血で赤く染まった。神官たちは赤い空間で恍惚状態となった。

神の家は長方形の神聖な空間だ。メソアメリカの神との対話は神聖な空間を設定し行われる。彼らラカンドン人が緑のデーボイの葉や松葉を敷きつめた土間は、立方体をした大地を、木々の枝葉や獣の剥製で飾られた天井は、樹々や動物の豊富なパラダイスである天上界を表現している。神の家そのものが大宇宙と化す。そこで、神と人が酒宴を繰り広げる。神々への最大の供応は血や犠牲だ。

古代マヤ人は人間が住む大地は立方体からなり、その四隅は４名の神もしくは４本の聖木で支えられていると考えていた。しかも、東西南北を赤、黒、黄、そして白い色の方角と呼び、さらに大地の中央を緑または青色で表現した。この立方体の大地の上方には13層からなる天上界があり、天地創造神や太陽神などが住み、下方には死者の神らが住む九層からなる地下界があると彼らは考えた。

天上と地下に住むマヤの神は複雑怪奇で、宗教体系の全容を理解するのは至難のわざだが、実際的には太陽崇拝が中核をなしている。日中、太陽は天上界の家に住み、地上の万物にエネルギーを与え、やがて西の空から地下界へと姿を消す。その後、地下界で夜を支配する月の世話を受け一時の休息をとる。そして、再び東の空へと昇り出る。この時、太陽は血を必要とすると考えられた。血を与えられ再生した太陽は、眩いばかりの陽光を四方に放ちながら東の空に姿をみせる。古代マヤ人は、この陽光に神の姿を見出したのだろうか。

マヤ人は、この世に生まれ出る時、神により太陽の炎の成分である血を与えられるのだと考えている。そのお礼に、マヤ人は聖酒や神の肉と呼ばれていた幻覚キノコを捧げ神と食事を共にし、宴が最高潮に達した時、今度は神のために血を捧げて神の再生を願う。こうして再生した神は、大地の上に存在する万物にエネルギーを与え続ける。

マヤ人が神との宴で食事をすることは太陽の炎を共有し合うことを意味している。マヤ系ユカテコ語で口を開けることパチ（Pachi）は犠牲を意味する。犠牲は〝口を開けること〟を、さらに動詞化されて〝満足する〟もしくは〝創造する〟ことを意味する。神と人の宴において、神も人も共に口を開け満足し、それが両者のエネルギーの再生へとつながる。

しばしの酔いから目を覚ますと、太陽が静かに西の空に沈もうとしていた。法螺貝の音が再度ラカンドンの森に響きわたり、バァチェの酒宴は終了した。西の空が深紅に染まっていた。朦朧としながら私は借りていた湖畔の家に戻った。その日はなかなか眠れなかった。

チチェン・イッツァ神殿都市の中心部には、マヤの最高神羽毛のある蛇の神ククルカン（ケツァルコアトルのマヤ語名）を祀るピラミッドがあり、城塞カスティーヨと呼ばれている。基底55・3メートル四方、高さ24メートル（頂上の神殿部分は6メートル）の大きさで、大きな9段の階層からなり、四面に各91段の急な階段が設けられていて、最上段には真四角な神殿がある。ピラミッドの階段は、四面の91段を合計すると364段で、最上段の神殿の一段を足すと、ちょうど365段になる。また一面の階層9段は階段で分断されているので合計18段となり、これらはマヤ暦の一年（18カ月と5日）を表している。このことから「暦のピラミッド」とも呼ばれている。北面の階段の最下段に羽毛のある蛇の神ククルカンの頭部の彫刻があり、春分の日・秋分の日に太陽が沈む時、ピラミッドは真西から照らされ階段の西側に羽毛のある蛇の胴体が浮かび上がり、蛇がまるで階段を這いあがっているような錯覚に陥る。この光景をみるため、カスティーヨ前の広場は多くの観光客で埋め尽くされ、ヘリコプターでの遊覧飛行も行われている。カスティーヨ内部には初期のトルテカ＝マヤ方式のピラミッドが内蔵されており、この神殿にはジャガーをかたどった玉座や生贄の心臓を太陽へ捧げたチャック・モール像が置かれている。

マシモンの家

初めてサンティアゴ・アティトランを訪れたのは１９８４年8月20日のことだった。毎年一回はこの村を訪ねているから、これまで40回以上マシモンの家を訪問したことになる。マシモンは正式にはリ・ラフ・マム、聖なる祖父と呼ぶ。

初めての時は村長と、30年間も呪医として働いているという67歳のドン・ベルナディーロに連れられ、村の権威者のホフ・メンドッサの家を訪問することになった。ホフ・メンドッサ家に有名なマシモン像が安置されている。マシモン神は病気の治療に力を発揮する、スツイル族の最も重要な神だ。

家は、村役場がある中心部から歩いておよそ10分のところにあった。家屋が密集している。地酒、煙草、石鹸などを売っている雑貨店の脇道を奥に入ると、アドベ造りの伝統的な作りの家屋が現れた。

入り口が色鮮やかなテープで飾られ、テープの間からイタチなどの獣の剥製や瓢箪が吊り下げられていた。入り口を入ると8畳ほどの土間に緑の葉が敷き詰められ、正面の壁に沿って長椅子が2つ並べられていた。左側の長椅子の前に大きなテーブルが置かれていた。また、左隅のガラス張りの棺には異様な容姿の聖人サンタクルスが納められている。それに、よくみると右隅に黒塗りの長持が1つあった。マシモンの衣服を納めたものであることが後でわかった。

室内の雰囲気に戸惑い左右を見回していると、恰幅の良い中年の男が姿をみせた。

「日本という遠い国から来た医者だ」

役場では胸を張っていた村長だったが、ここでは小さくなって恭しく私を紹介し始めた。マシモン像を一年間預かるホフ・メンドッサは村の宗教階級上重要なポストにある人物だ。しばらくして、私を受け入れることが決定されたようで、メンドッサは表情をやわらげ、私を長椅子に座るように手招きした。

村の権威者は大抵村の裕福な家の出だ。というのは、祝祭日に集まった村人に振る舞う食事や酒、神への供物や儀式の準備にかかる費用は大変なものだ。一般の村人では賄えない。例えば、マシモン神のお宿を預かる場合、欠かせないのは聖週間（復活祭までの一週間）に行われるマシモンの祭りの御馳走。月一回行わなくてはいけないマシモンの服を清める儀式にもお金がかかる。ホフ・メンドッサは酒やロウソク、日用品を売る雑貨店を経営していて現金収入があった。

精悍な顔つきのホフ・メンドッサに、村長はまるで部下のように丁寧に挨拶をする。

挨拶が終わり、最初は冗談半分に、私が病気だということにして治療儀式をやってもらえないかと依頼したのだが、お叱りを受け一笑に付された。それで、数日後に日本に帰る予定になっていたので、旅の安全を祈ってもらうということで、無事儀式をしてもらえることになった。私の旅の安全祈願をしてもらう話が決まると、村長は、まず村の権威者がまとう黒いマントを取りにやらせた。

安堵して胸を撫で下ろしたが、肝心のマシモン神の姿が見当たらない。辺りを見回していると村長が天井を指差した。みると天井一面にも彩色テープの飾りや木々の枝や葉が張り巡らされている。さらにその間から近隣の山に住む小動物の剥製がたくさん吊り下げられている。この天井裏にマシモン神が安置されているとのことだった。

私は地酒やロウソクを求め一度外に出た。戻ると、マシモンに仕える2人の助手テレネルとギター奏者が到着したところだった。テレネルの一人は白地に黒、そして、もう一人は紫の縦縞に色鮮やかな花や鳥などの刺繍をあしらった、膝までのパンタロンを身に着けている。腰と首に掛けている帯もカラフルだ。髪を短く刈ったテレネルの顔は、きりっと引き締まり、焦げ茶色に光っている。普通、楽士はギター、太鼓、縦笛の奏者で構成されるが、今回は私の個人的な依頼でもありギター奏者だけになった。

いよいよ私の旅の安全を祈る儀礼が開始される。

2人のテレネルが梯子を持ち机に上った。よくみると、天井に人が一人通るくらいの穴がポッカリと開いていた。テレネルの一人が天井の穴の中に消えた。しばらくすると、まず裾に見事な花や鳥の刺しゅうを施したパンタロンを履いた脚が現れた。赤子を抱きかかえるようにテレネルが慎重にマシモン像をおろす。首からは幾何学模様を織り込めた数本の帯やピンクや緑、紫のネッカチーフが垂れる。頭には黒い山高帽を何個もかぶっている。帽子を重ねるごとに、その間に挟むのか、鮮やかな青や褐色の地に金色の糸で刺繍がなされたネッカチーフが背部に垂れる。噂通り大きな葉巻をくわえたマシモンがその姿をみせた。マシモンは煙草と酒が大好きだ。マシモンの面長な顔は果たしてマヤ的なのか、あるいは西洋的なのだろうか考えあぐんでいると、テレネルは注意深く抱きかかえたマシモンを机の前の椅子に座らせた。両脇を2人のテレネルが守る。［口絵19］

ドン・ベルナディーロがその前で跪き、祈りながらロウソクを一本一本丁寧に立てていった。最前列に大きな白色のロウソクを1本、2列目に大きな3本の褐色、3列目には小さな7本の黄色、最後列に2本の白色のロウソク、計13個のロウソクが並べられ火が灯された。儀式中このロウソクの火を絶やしてはいけない。ここでも聖なる数〝13〟が生きていた。13はマヤの宗教暦の基本となる数字だ。現在でもメキシコの呪術師が行う宗教や治療儀式では13は重要な役割を演じている。

ロウソクを供え終わると、ドン・ベルナディーロは大きな声で呪文を唱えながらコパルの香炉に火をつけた。香炉が左右に大きく振られ、室内が香煙で白くかすむ。まずマシモンの前で、続いて聖人サンタクルスの棺に歩み寄って祈った。再び、マシモンの前に戻ると片膝をつき黙想する。その後、香煙で全身を燻し始めた。体の正面で香炉を左右に何回も振り、それから左脇で、そして、右脇で。その香炉がテレネルに手渡され同じ動作が繰り返された。マシモンに私たちの願いが届くように、私たちが体を清め、同時に悪い霊を近付けなくする。そして、最後に私に渡された。

私はもう一度天井をみた。まるで霧にかすむ緑の山をみているようだ。森の中で小動物が動き始めるかのような錯覚に陥っていた。神々と自由に語り合うためのマシモンの館。聖なる空間だ。

今、天上界で他の神々と過ごしていたマシモンが、人間が住む大地に降り来たりて、私たちの願いをきこうとしている。ドン・ベルナディーロは祈りの声を一層大きくした。

我らが神マシモンよ、リ・ラフ・マムよ
どうか私に汝の聖なる言葉を与えたまえ
病気を治すための、無事旅を続けるための
我らが神マシモンよ、リ・ラフ・マムよ
クリストよ、サンペドロよ
ここに、汝の前で遠い国から来たドクトルがいる
ドクトルは薬を知っている
ドクトルは病気を治す
しかし、汝マシモンよ、リ・ラフ・マムよ
汝は、真のドクトルだ

汝は、すべてを知っている
これからドクトルは、グアテマラへ、海を越え彼の祖国へと旅する
何千キロ、何万キロと、ずっとずっと遠くへと旅する
汝は、すべてを知っている
どのように遠い場所であろうと、どのように遠い国であろうと
我らが神マシモンよ、リ・ラフ・マムよ
汝は、ドクトルを守る力を持っている
どうか、ドクトルを守りたまえ
はるか彼方に旅するドクトルを、病気を治すドクトルを
そのために言葉を与えたまえ
我らが神マシモンよ、リ・ラフ・マムよ

陽が西の空に沈み、室内は次第に暗くなった。白煙が夕暮れ時の室内をおおった。ギターに合わせ何とも言えぬ愛くるしい歌声が流れる。外壁の柱の間から忍び寄る風にロウソクの炎がゆっくりと揺れ、そのたびに真っ白い雲間からマシモンの姿が見え隠れする。マシモンの顔が大きくなり炎に照らし出された。全身が熱くなってきた。

急にベルナディーロの祈りの声が止んだ。

彼は数ケツァルをマシモンの前の皿に供えると、向かって左手の椅子に座るテレネルに合図を送った。テレネルはテーブルの前に並べられた地酒（インディータ）の蓋を開けた。最初の酒はマシモンが飲む。2人のテレネルがマシモンを抱きかかえ、少し後方に体を倒す。マシモンの上着のポケットから白いエプロンが取り出され、掛けられた。それまでくわえていた葉巻煙草を口元から取り、丁寧に地酒をマシモンに飲ませてゆく。私はマシ

モンと棺の聖人像の前で香炉をゆっくりと振り祈ることを命じられた。続いてベルナディーロが持つグラスに酒が注がれた。ベルナディーロはその酒を一気に飲み干した。それから左手のテレネルに、右手のテレネルに、そして、私にグラスが回された。メキシコで呪医の集会に参加した時の苦い経験が甦ってきた。地酒を一杯飲んだだけで、頭がくらくらし、足元がおかしくなってしまったのだ。「そんなことではここでは医者はやれない」と笑われた苦い経験があった。地酒は強烈だ。恐る恐る一杯目を口元に運ぶ。強烈なにおいが鼻を刺す。それでも皆をまねて一気に飲み干した。頭が熱くなる。再び、ベルナディーロが祈り始めた。テレネルが参加者全員に酒を配って回る。

我らが神マシモンよ、リ・ラフ・マムよ
汝は我らにパンを、トルティーヤを与えた
薬も
汝は我らに必要なすべてのものを与えた

マシモンへの感謝の言葉が続き、火のついた葉巻煙草がマシモンの口元に運ばれた。マシモンが煙草を吸い始めると、ベルナディーロが木箱の前で何事か唱え始め、箱の蓋を開けた。中には分厚い服が何枚も収められていた。私は幼稚園児が座るような小さな椅子に座り、何が始まるのか待った。突然、湿気を含んだ重い上着が一枚、頭からすっぽり被せられた。隙間から、ちらっと覗き見ていると、ベルナディーロは香炉をマシモンの前で左右に大きく振り、大声を上げた。そして、2枚目、3枚目と被せられ、重さに体を支えているのが精一杯になった。全身から汗が流れ、呼吸が苦しくなった。完全に外界から遮断された。暗黒の中で、死を前にして意識がなくなるときはこんな状態になるのかと、死という言葉が一瞬脳裏を過った。

テレネルの一人が、マシモン神から黒い山高帽を脱がせ、ベルナディーロに手渡した。私の頭にまず一枚目をかぶせ、フーっと息を吹きかける。それが2枚、3枚目と繰り返された。

息が苦しい。動悸が激しくなる。酒が回り意識が朦朧としてくる。遠くから祈りの声が微かに聞こえてくる。私の旅の無事を祈る声が。ベルナディーロ、いやマシモンの声。

しばらくしてベルナディーロが、一枚、また一枚と被せていた服を取り除き始めた。そのたびに、祈りながら私の頭から全身を撫でおろしてゆく。3枚目の服が取り除かれると、全身から急速に汗が引き、実に爽やかな気分になった。私はマシモンの前で、棺に横たわった聖人像の前で、香炉を揺らしお礼の言葉を述べた。

再び、酒が回され始めた。最後に私に。私もグラスをマシモンに向かって、そして、参加者全員にかざしお礼の言葉を述べ、皆と同じように一気に飲み干した。彼らはそれを見て笑みを浮かべる。

物悲しいようであり、甘ったるくもある曲が奏でられ、歌われる。この曲をバックにベルナディーロが祈り続ける。どれほど時間が経ったのか、どれだけインディータを飲んだのかわからなくなっていた。

白煙の中にマシモンが立っている。マシモンの顔がロウソクの明かりに浮かぶ。見ればみるほどマシモンが恍惚感らしき表情を浮かべているように思えてくるから不思議だ。

マシモンの正体は一体、純粋なマヤの神なのか、それともキリスト教の影響下で生まれた新たな神なのだろうか（注1）。私はそんなことを考えながら一瞬まどろんだ。そこには自宅に無事帰り、妻や子どもたちと自宅の二階のベランダでお月見をする姿があった。雲間から姿をみせたまん丸いお月さんが微笑んでいた。

マシモンに捧げられた大きなロウソクが燃え尽きようとした時、急にその場が静かになった。動きが止まった。

沈黙の後、ベルナディーロを皮切りに参加者全員が、そして、最後に私が、棺に横たわった聖人像の前でお礼の言葉を述べた。それから、私は、村長、テレネル、参加者の前で、そして、最後にマシモンの前で跪きお礼の言葉を述べた。それが終わると参加者全員がお互いに手を握り、祝福しあってマシモンの宿を後にした。

（注1）マシモン伝説：村に2つのマシモン誕生伝説が伝えられている。その一つは、神々の弟チィイプと呼ばれる12本の木の話から始まる。12本の木の内の一本が神々から人間を支配する仕事を命じられる。このチィイプがある時、夢をみる。聖なる山の麓に出掛ける夢だ。そこにはたくさんのキノコに囲まれた笛の木（マメ科、豆には幻覚作用がある）があった。ところが突然、雲行きがおかしくなり、激しい雨が降り始め、ものすごい雷光が黒く覆われた空を走った。雷光が笛の木に落ち、木が真二つに裂け、チィイプはその中に奇妙な顔をみた。夢から覚めたチィイプは、笛の木にさっそくこの顔を刻んだ。マシモン神の誕生だ。さらに、神々はマシモンの力を試すため目の不自由な男の治療を命じる。マシモンは笛の木のまわりに生えていたキノコを用いて、その男の目をみえるようにした。奇跡は起きた。こうして、病を治す力を持った神マシモンが誕生した。もう一つの伝説では、マシモンはこの世の人物として登場する。アティトラン湖畔の村で、一人の稀にみる美少年が奇跡を起こす力を持っていると噂が立つようになった。後のマシモンだ。村の男たちは、遠くのトウモロコシ畑に仕事に出掛け、家を留守にすることが多い。その留守を狙って、悪い男が夫人たちに言い寄るのが悩みの種だった。男たちは相談し、この美少年に留守中の妻が浮気をしないように、魔術をかけてもらおうと考えた。ところが、女たちがこの少年の魅力の虜になる。やがて女たちの誘惑に負け、少年は女たちと性的な関係を結ぶ。このことを知り怒った男たちは少年の両手両足を切り取り、殺してしまった。しかし、このことを後悔した美少年は、マシモンの姿で生き返り、おわびのために病気を治す力を永久に発揮し続けるようになった、というのだ。マヤの神話において、雷光は幻覚キノコの精神作用を象徴する。すると、最初の伝説は、幻覚キノコの力によりマシモンが誕生したことを物語っている。というよりもむしろ、マシモン神自体が幻覚キノコの力を象徴すると考えられなくもない。ところが2番目の誕生伝説では、両手両足を切断されてマシモンの力に制限が加えられる。悪事に対して社会的制裁が加えられ、善い力だけを発揮することを求められている。善い力と魔力の両方を受け入れるマヤ人の考え方に対し、善い力のみを神に求める後者の考え方は、明らかにキリスト教的だ。マシモンはマヤの伝統的な神の顔と、自然の中に潜む魔力を制限されキリスト教世界で生きる新しい神の顔の2つを合わせ持つ。マシモンはそういった意味で、マヤの神とキリストが共存する現在のマヤ社会の宗教観を表現している。マシモンの名は、マヤの聖なる祖父リ・ラフ・マムとキリスト教の聖人サンシモンが合体した名称と私は考えている。

3. 洞窟での幻想

マヤの神官と楽団、そして、生贄となる球技者の姿が、重く冷気を含んだ暗闇に、赤いカンテラの炎に照らし出され浮かんでいた。その壁画の前で私は座って息をのんだ。8度目のグアテマラ訪問だった。［口絵20］

まず目にとまったのは黒いゴムのボールをける膝当てをした球技者の姿だ。ボールの上部に地下界を表現する9の数字が描かれている。

タン、タン、タ・タ・タンと、洞窟内に生贄の儀式を告げる太鼓（ツン）の単調な音が流れ始めた。そこに、吹き荒れる北風のような鋭い縦笛の音が加わった。黒一色で壁面に描かれていた楽士の一団が動き出した。その楽団に先導されて、球技者が入ってきた。

ナフ・トゥニチ洞窟

1984年9月1日午前5時、私はリュックを背に高地特有の冷気に身を震わせながらグアテマラ市郊外の飛行場にタクシーで向かった。1979年に発見された彩色壁画があるナフ・トゥニチ（石の館）洞窟に入る手段を探すためにフローレスに向かっていた。洞窟に入る許可は、グアテマラ国立人類学歴史学研究所の所長エドナ・ロダス博士から得ていたが、洞窟に到達する経路はわからなかった。博士はアメリカの研究者と洞窟の近くまでセスナ機を使っていた。それで、フローレスで、ナフ・トゥニチ洞窟を知るガイドを探すことにした。

ペテン県の県都フローレスはグアテマラ北部のユカタン半島寄りにあるペテン湖に浮かぶ島にある街だ。対岸の街サンタエレーナと共に、マヤ古典期の最大神殿都市ティカルをはじめ、ヤシュチランやエル・ミラドールなどの低地マヤの神殿都市を訪問する拠点となる都市だ。1973年に、私が初めてティカルに訪問した時は、まだフローレスまでの定期便はなく、軍用機に載せてもらって直接ティカル遺跡の前にある広場に着いた。その後、観光客や研究者が増えるに従いフローレスの近くにある飛行場まで定期便が飛ぶようになった。その時は、アヴィアテカ航空が早朝に一便飛ばしていた。

飛行場を飛び立った双発機は、グアテマラ高地から一気に低地へと下る。2、000メートル級の火山群がすぐに視界から消え緑一面の平地となる。約40分後に、白い雲間から密林の真只中に朝陽を反射し空色に輝くペテン湖が現れた。湖に沿って一本の滑走路が伸びている。機は急旋回し大きな振動と共に着陸した。

タラップを降りると強烈な陽光に眩惑を感じ、全身から玉汗が噴き出してきた。ペテン湖の湖畔にあるフローレス飛行場（現在正式にはムンド・マヤ国際航空）は、密林の真只中にある。

私は、飛行場近くのペテン湖に浮かぶホテル・マヤ・インターナショナルに宿をとり、ガイド探しから始めた。ナフ・トゥニチ洞窟は観光客の立ち入りを禁止されていたため、洞窟への道を知るガイドはなかなか見つからなかった。数日経ってナフ・トゥニチ洞窟へのガイドを探しているとの噂を聞き付け、「私は洞窟に行ったことがある」と、一人のマヤ人ガイドがホテルにやってきた。洞窟に向かう途中でわかるのだが、実は彼はナフ・トゥニチ洞窟のことを知らなかった。以後10年以上にわたり、洞窟壁画を求めて密林を一緒に彷徨い歩くようになる有能なマヤ人ガイド、ミゲル・サム・ポップとの出会いだった。

ミゲルは日本製のジープをオスカル青年に運転させて、私が滞在するホテルに約束の時間に現れた。ミゲルは中肉中背で、野球帽をかぶり、顔は日焼けし黒光りし、眉は太く濃く、気がよさそうな目を輝かせた男だった。私よりも10歳ほど年上に見えた。

ホテルを出発して飛行場の前を通り過ぎると軍の基地があった。ベリーズとの国境が近くにあり、グアテマラはベリーズを自国の領土と主張していたため、しばしば小競り合いを繰り返していた。ティカルに続く舗装された道を10分ほど走ると右に曲がった。飛行機からみると灌木が茂る広大な大地を、一本の道路が一直線にグアテマラ市に向かって伸びている。しかし、実際に走ってみると路面は舗装されておらず、ひどいでこぼこ道だ。あちこちに大きな水たまりができていた。すぐにサバンナ地帯に入った。2時間ほど走ると小さな町が見えてきた。洞窟への拠点となるポプトゥンだ。そこのメルカードで食料品を買い揃えた。

このポプトゥンの街は、低地から高地へと移行するところにある。ここからは丘陵地帯に入り、後に、9段の階段を持つミニチュア版の神殿形式の構造物、2匹の蛇が絡まっている壁画のある洞窟など、数多くの洞窟遺跡に出会った場所だ。

郊外に出るとすぐに山道になった。正午にリオ・ブランコの川岸に着いた。そこに一軒の家があり、村人が大勢集まっていた。その横に荷物車が2台と馬が4頭、木に繋がれていた。ここまでは街からの日用品を車で、そしてここからは馬で、あるいは村人が荷物を背負い、遠くの家に持ち帰るのだろう。周辺に集落は見あたらない。

村人は誰もナフ・トゥニチの名は知らなかったが、「この先にある小さな道から歩いて、5、6時間、いやもっとかかるかもしれないが大きな洞窟がある」と教えてくれた。

私はジープを降りて増水した川水で寸断された目の前の道路をみた。見事にえぐられている。3、4メートル下を川が流れていた。左手は岸が高く水深も深い。右手に馬の水飲み場があり、川底も透けて見えた。

「あそこなら渡れる」

ミゲルはここでジープを放棄して馬で行こうとするオスカルを叱った。

ドアから水が入りそうになったものの、何とかジープで川を渡れたが、そこからが大変だった。泥水を跳ね上げ山道を進む、何度か泥濘で動けなくなりそのたびに車輪の前に周辺の石を拾ってきては投げ入れ、ミゲルと私で車の後ろを押して何とか悪路を抜け出した。

すると今度は目の前に45度程もある急斜面が現れた。その前を川が流れている。その坂を登りつめたところに民家が3軒みえる。ミゲルは車から降り走った。

「川は渡れるが手前の泥濘は駄目だ」

私たちは道を避け、馬の足跡が残っている草むらに車を向けたが、すぐにタイヤがはまって動かなくなった。

「ダメだ、ここからは歩いて行こう」

「ここから歩くって、車は」

「大丈夫、坂の上の家の人に頼んでいくから」

「それでも水かさが増したら流される」

「その時はその時さ」

何組かナフ・トゥニチ洞窟に案内した経験があると言っていたミゲルだが、道を全く知らないことがわかってきた。歩くと言っても一体何時間か。私は急に不安になった。

重い荷物を背に坂を登り、民家まで辿り着いた。その一軒にコーラが置いてあり、娘が店番をしていた。コーラを飲みながら、馬があるかと訊ねるが、スペイン語は通じない。

訪問者に気付いてやってきた男に、

「馬はないか」

とカクチケル語で訊くと、

「ここから10分ほど歩いた家には馬がある」

そして、次の家でも同じ答えが返されてきた。

結局、2時間歩いて大きな牧場に出た。希望した馬は借りられなかったが、やっとの思いでラバを借りることができた。しかし、ラバがなかなか思うようには動いてくれなかった。小高い丘を越えさらに2時間ほど進むと森が見えてきた。

その森の中に入ると丘の斜面に民家が数軒並んでいた。小高い丘のように見えていたが近付くとかなりの急斜面で、道も川で寸断されており、とてもラバではそれ以上進めそうにない。そこで私たちは木にラバをつなぎ丘を登った。丘を登りつめると高台になっていて、そこから人一人通れる細い道が2本、森の奥に伸びていた。

その民家の一軒に、洞窟発見者エミリオ・ポップの家族が住んでいた。洞窟は立ち入り禁止になっていたが、国立人類学歴史学博物館のエドナ・ロダス所長の紹介もあり無事洞窟に入れることになった。

カンテラを手にしたエミリオを先頭に40分ほど足早に森を下った。突然、エミリオの姿が崖っぷちから消えた。

「おーい、ここがナフ・トゥニチ洞窟だ」

暗闇の中から声がした。目を細めて彼の姿を探すと暗闇に張り出した岩にエミリオが立っていた。

谷底かと思った闇が洞窟の入り口だった。汗びっしょりになりながら、森の中を歩き、全長2キロメートルはあるというナフ・トゥニチ洞窟に辿り着いた。

下をみると大地がえぐられ小さな泉のように水がたっぷり溜まっている。私たちが立っていた岩の付け根から水面まで10メートルはあった。落ちれば命が危うい。慎重に岩場を下った。

「ここに墓がある」

それほど進まないうちに闇の中からエミリオの声が響いた。

岩の裂け目を利用して、レンガ大の石を積み重ねた古代マヤ人の大きな墓があった。墳墓を2カ所確認したところで、エミリオは先を急いだ。

行く手を岩壁が遮っている。戸惑っていると、

「こっちだ」

人一人通れる岩の裂け目があった。そこをくぐり抜けると目の前に直径20メートルはある大きなトンネルが拡がっていた。私たちは必死に水をたっぷり含んだ岩肌にしがみつきながら、また10メートルほど下った。

「気をつけろ、ここからカナダの調査団の一人が滑り落ちて死んだ」

恐怖と洞窟の冷気に身震いしながらようやく大トンネルの底部まで辿り着いた。

カンテラの灯りが天井まで届かない。

岩肌にしがみついて恐る恐る数メートル下ると、直径にして20メートルはある大きなトンネルが眼前に伸びていた。薄暗い密林の中で大きな口を開け、そこを訪れる人を地下界に飲み込まんとするように。マヤの子孫ラカンドン人が語った死者の大通りに入った。

ラカンドン人は、死者の顔が東に向くように土葬する。死者は日の出と同時に太陽に伴われこの世を後にして西方へと向かい、日没後地下界へと歩みを進める。

ゆっくりと進んだ。

「通過せよ、ここに受け入れる家はない」

暗闇から声がした。

私たち人間を造った神スクン・スタの長男スクン・クユムの声が暗闇から響いてきた。死者の魂を食べようと襲ってくる鶏や蚤シラミの襲撃を恐れ一瞬身構えた。

「恐れることはない、お前はトウモロコシや鶏肉を昼御飯に持ってきているはずだ」

「そら襲ってきた」

身を切るような風を感じ、慌てて食べ残しのトウモロコシと鳥の骨を投げた。

「それでよい」

ラカンドン人は死者と共にトウモロコシのふさふさとした毛や獣の骨を入れるように長老から教えられている。

風が止んだ。

一瞬安堵したが、それもつかの間、前上方の天井に黒い雲の塊が現れた。身動きできなくなった私を飲み込もうとするように、猿のような真っ黒な怪物が口をあけた。そして、火を吹いた。地下界の神キシンだ。

「何も恐れることはない。もしお前が生前に悪行をなしていなければ」

「人を殺していれば、炎の中で永遠に苦しむ。嘘で人を苦しめていれば口を焼かれる」

そして声と共にキシンが消えた。

歩みを進めた。

すると水をたっぷりとたたえた大きな泉が現れた。

「死者の国の手前に大きな河がある。そこを渡れば、まもなく神々と人間や動物が緑溢れる深い森で暮らしている天上界がみえてくる」

ラカンドンの人たちは、そこで3匹の犬が待ち受けているという。白、黒、灰色の犬だ。その犬の耳につかまって死者の魂は河を渡る。死者が白い犬を選ぶと河を渡れるが連れ戻される。黒い犬を選ぶと河の途中で戻ってしまう。灰色の犬を選ばなければいけない。人間は天地創造神ハ・チャック・ユムに造られたのだが、五色の色で仕上げをするときに、油断をした隙にキシンに無茶苦茶に五色混ぜて塗られた失敗作だというのだ。人間は失敗作、だと。キシンは、神々をからかい、神々の秩序を乱す悪魔的存在であるが、限りなく神に近い。

冷水が体を引き締める泉を腰までつかって渡ると、いくつかのホールが50〜60メートル間隔であった。

カンテラの灯りに照らし出され、薄茶色の岩肌に黒い墨で描かれたようなマヤ文字がくっきりと浮かんだ。一文字が一辺20〜30センチメートルの正方形に収まる大きさで丁寧に描かれている。古代マヤ人が動物の毛の筆で書いたと言われている。

まげを結った小さな人——この世とあの世の仲介者

最初のホールでは、まげを結い、ヤギ髭を生やしたお腹を突き出した小さな人が座っていた。

エミリオが私の顔をチラッと見て、

「これは東洋人だろう」

と言うので、

「東洋人だって、皆が、こんなにお腹が出ているわけではないよ」

私はお腹を摩りながら言い訳をした。


この小さな人は、マヤ古典期の壁画によく登場する。ラカンドンの集落に近いヤシュチラン遺跡にも描かれている。この小さな人にまつわる伝説も数多く伝えられている。とにかく、マヤの神話的世界で、この東洋的な小さな人は、この世と天上界や地下界を往来することができ、神々のメッセージをこの世の王に伝える重要な役割を担っていたようだ。

私はラカンハ村に滞在中の1975年に、マヤ語で緑の石を意味するヤシュチラン遺跡を訪問したことがあった。この名はオーストラリア人の探検家が名付けたもので、ヤシュチランは元来「パ・チャン（割れた空）」と呼ばれていた。メキシコとグアテマラを隔てる、マヤ地域で一番大きな川ウシュマシンタの岸辺に築かれた古典期マヤの代表的な都市で、紀元後600〜800年頃に最盛期を迎えた。数多く残された石板、石碑群は工芸技術の高さもさることながら、そこに刻まれた碑文はマヤの歴史解明の手掛かりとなった。また、ウシュマシンタ川の周辺に栄えたピエドラス・ネグラスなどの都市と抗争を繰り返していた記録があり、マヤは戦争を好まない集団であったとの説を覆す根拠となった。ヤシュチランの建造物に小さな人が描かれている。

この建造物の一つの入り口に、球技をしている3人の人物が描かれた石碑がある。その人物はヤシュチランの最盛期を築いた王、鳥ジャガー4世と父の楯ジャガー2世と祖父の鳥ジャガー3世だ。この球技は普通の球技ではなく、ボールになっているのは捕虜だと言われている。鳥ジャガー4世が2人の小さな人に見守られながら、階段から転がり落ちてくる大きなボールを受け止めている光景が描かれている。この大きなボールは、捕虜となったラカムトゥーンの王だとされている。中央の一番長いブロックは、鳥ジャガー4世が球技を行っている様子で、大きなボールには鳥ジャガーが捕虜にしたラカムトゥーンの王が逆さに縛られた状態で刻まれている。

球技者

ナフ・トゥニチ洞窟の次の部屋には、球技者が描かれていた。麦わら帽子をかぶり、袖の無い豹皮のコートを身にまとい、革製と見られる分厚い膝当てをしている。その人物の目の前に階段と黒いボールが描かれている。しかも、そのボールの上に地下界を意味する「９」の数字が付けられていた。マヤの彩色土器に描かれた球技者と比べ、よりリアルな姿だった。この洞窟内でも、地下界に住む死者の神のために球技が行われ、生贄が選ばれたことを物語っているのだろうか。

太陽は毎日西の空から地下界に赴き休息する。そして、地下界に住む神々の力を得てエネルギーを回復し、次の日には再び東の空からこの世に元気な姿を見せる。太陽が一度死に復活するためには、人間の血が必要と考えられていた。その生贄を選ぶための球技の模様が洞窟内にもリアルに描かれていた。球技者の背後には、この球技の模様を説明するマヤ文字があった。

私は１９７０年初頭にマヤの球技場に興味を持った。マヤ人が、なぜ、生贄の儀式にこだわったのかを不思議に思ったからだ。それで、マヤの球技を調べたことがあった。

私がマヤの球技場に興味を持ったころには、イサパの球技場がメソアメリカ最古のものと考えられていた。それ以後、数多くの発見がなされてきたが、メソアメリカにおいてどのように球技が発生したのかはまだ明らかではない。球技はおそらく、ゴムの産地である低地のオルメカ文明(注1)発祥の地で始まったと考えられている。そもそもオルメカの名前自体「ゴムの人々」を意味している。この地域では紀元前１２００～９００年にすでにゴムを産出していた。現在、考古学的に発掘された最古のゴムボールは、オルメカ文明に属するベラクルス州エル・マナティ遺跡のもので、紀元前900年ごろに使われていたものと考えられている。エル・マナティ遺跡は、メキシコのベラクルス州のコアツァコアルコスの南約60キロメートルに位置している。そこで紀元前1600年頃から紀元前1200年頃まで、生贄の儀式が行われていた可能性を示唆する証拠も発見されている。1987年に発見された木の彫刻、ゴムボール、儀式の道具、乳児の骨などだ。

オルメカ文明圏では、球技場のほかに有名なオルメカの巨石人頭像がある。その中にヘルメットのようなものをかぶっている像がある。その像がかぶっているものは古くから、球技者がゴムのボールから頭を守るヘルメットではないかと言われていた。

古代メソアメリカで行われていた球技には、次の3種類があることがわかっている。

1つ目は手でボールを扱うものである。歴史的には一番古くから行われていた。この球技は特別なコートを使用しない。ボールは比較的小さく、グレープフルーツほどの大きさだった。競技者は専用のヘルメットのような防具をつけていた。

2つ目は手を使わない球技で、メソアメリカの球技としてもっともよく知られているものだ。球は大きく、直径30センチメートルほどあり、重さは3キログラムに達する。両側面が高くなった専用の球戯場、細長い長方形のコートでゲームが行われた。競技者は腰を守るためにまわしのような、かつては誤ってくびきを意味するユーゴ（スペイン語）と呼ばれていた防具のほか、膝や腕を保護する防具もつけていた。競技者は2チームに分かれ、球戯場の両端に向かいあって争った。コート上や両端には標識があり、それにボールを当てることによって得点とした。アステカ時代にはトラチトリ（tlachtli）と呼ばれ、各チームの人数は1人から4人でなり、壁に取りつけられた輪にボールを通せば勝利となる。ただ、実際は輪にボールが通ることはめったになく、通常は得点によって勝敗が決まっていたと考えられる。膝・もも・腹・尻を使ってボールを打ち、ボールを受けるために胴体ごと滑り込むこともあった。

現在、この手を使わない球技はシナロア州でウラマ（ナワトル語のオラマリストリ ōllamaliztli ＝宗教的な競技あるいはその行為自体に由来）と呼ばれ、今に伝えられている。

3つ目はホッケーに似た棒を使って球を操作するもので、テオティワカンのテパンティトラ地区の壁画に描かれている。

自らの血を捧げる神官

次に私の目を捉えたのは、球技者の下方に描かれていた自らのペニスを鋭利な骨で刺し血を香炉に垂らす異様

（注1）オルメカ文明：オルメカ（Olmeca）は、紀元前1200年頃から紀元前後にかけ、先古典期のメソアメリカで栄えた古代文化・文明である。アメリカ大陸で最も初期に生まれた文明で、その後に栄えたテオティワカンや、マヤなどのメソアメリカの古代文明の母体となったと考えられていて、「母なる文明」と呼ばれている。このオルメカ文明の特徴は巨石文化である。メキシコ湾岸のタバスコ州やベラクルス州で発見された巨大な人頭像が日本でも紹介され有名になった。ただ巨大な石彫や石像を特徴とするオルメカ様式の遺跡は、メキシコ湾岸だけでなく、北はメキシコの太平洋岸から、エルサルバドルに至る広い地域で発見されている。グアテマラ南部の太平洋に隣接した山岳地帯でも多く発見されており、発祥の地がどこなのかは、今後の調査を待ちたい。私はグアテマラサイドのモンテ・アルトやエル・バウル遺跡に早くから着目し訪問している。特にオルメカ・スタイルの顔は南方系の民を想像させる。これらの地域はいずれも、雨の多い熱帯気候のため、度々洪水が起こった。それによってできた河川によって肥沃な土地が形成され、早くから神殿都市が築かれたのだろう。オルメカの信仰の中心はジャガーであったと考えられ、人間とジャガーを融合させた半ジャガー人の神像が彫られている。ジャガーは多くの地域で豊穣や雨をもたらす神として崇められていたことが、紀元前の洞窟壁画からもわかっている。儀式としての球技が行われ、その際には人間が生贄として捧げられたとされている。また、この頃から絵文字や数字を用い、ゼロの概念を持つなど、マヤ文明などメソアメリカの古代文明の基礎となる数学や暦が発達していたことが知られている。

な姿の神官の絵だった。放血儀礼（Bloodletting）だ。この原古典期のナフ・トゥニチ洞窟の壁画をはじめ、古典期マヤにおいても神に血を捧げる放血儀礼がしばしば描かれている。

マヤ人が住む宇宙を支える四隅神への生贄の様子は、後古典期後期の書物ドレスデン・コデックスが有名だ。この古文書の新年についてのページには、生命樹が宇宙の四隅に生えている様子が描かれ、その内3本の生命樹の前には、それぞれ七面鳥、魚、鹿の臀部など動物の生贄を入れたと思われる器が置かれている。

この生命樹と生贄は、2001年に発見されたサン・バルトロの壁画でも表現されている。サン・バルトロの壁画にも、トウモロコシの神と生命樹が描かれていて、そこに登場する四人の人物は羽根のついた鋭い枝のような槍のようなもので、ペニスを貫通させて孔をあけて、血を流している。サン・バルトロに描かれた生命樹は、東西南北の方位を示す世界の四隅の木であり、四方へ向かって血を捧げる行為がなされていたことを裏付けるものである。この壁画は放射性炭素年代測定によって紀元前100年頃のものであるとの調査結果が出ていることから、神に自らの血や、生贄の血を捧げる行為は、マヤ文明の発生初期から成立していたと考えられる。

現在のマヤ人も、生贄の儀式が行われていたことを伝えている。私の調査地の一つアティトラン地方のマヤ族のかつての中心地チヤで、生贄の儀式が行われていたと語り伝えられている。その執行者はアフ・カバウイル、その他の重要な聖職者はカキシュ・カン・フン・チハシュと呼ばれていた。

スペインによるマヤ征服後、生贄の儀式を含めたすべての伝統儀式は、野蛮な輩の偶像崇拝であるとされ強く禁止された。しかし、これらの儀式はかなりの長きにわたり秘密裏に続けられてきたようだ。1570年にゴンサロ・メンデスは、丘の上で生贄にされようとする少女を発見し救出した、そして、この生贄を今後いっさい行なわないことをマヤ人に約束させたと記録している。この時の生贄儀式の執行者の一人は、アハウ・フン・チハシュ（石の支配者）と呼ばれていた。それ以後、アティトラン地方で生贄の儀式が実施された記録は無いが、この儀式の際に行われていた踊りは、ツトゥヒル系マヤ人の村々で受け継がれている。なかでもスペイン人の関心を最も引いたのは、ツンという踊りだった。

　1623年に、この踊りの一つツン・テレチェも、迷信に裏付けられた悪習であり、生きたまま生贄の心臓を取り出し悪魔に捧げる、野蛮で邪悪な犠牲の儀式を思い出させるものであるとの理由で禁止された。しかし、その後もツンは踊られたようで、1749年に多くのスペインの将軍がオシュ・ツンという踊りを報告している。

　現在もサンティアゴ・アティトランの祭りで、ツンの音楽が演奏されている。

　私もマシモン神の前で、若者がツンを演奏するのを聞いた。すでに書いたように、サンティアゴ・アティトランの守護神であるマシモンは、現在も村人の信仰を集めている。このマシモン神は、必ず聖なるピトの木(Erythrina corallodendron) で彫られている。この木になる豆から麻酔物質が発見された。伝説によれば、ピトの木は言葉を話すことができたので、この木からマシモンを作ったと言われている。王とそれを取り巻く祭司は、儀式中に酔っ払い興奮し、偶像を抱きかかえ踊った。そして、自らの血や動物の血を神に捧げたと伝えられている。彼らが偶像の前で踊り飛び跳ねる姿は、王や司祭者が神を喜ばせていると歓迎された。そして、参加者にも酒が振舞われた。今日でも、マシモンの儀式で興奮が高まってくると、司祭者と呪医はマシモンを抱きかかえ踊りだす。

死と再生

　私は高ぶる気持ちを押さえながら、さらに100メートルほど洞窟内を進んだ。今度は右手、南の壁に3人の楽士が現れた。音楽を奏でながら行進している。最前列の人物は絵の損傷がひどく不鮮明だったが、中央の人物は縦笛を吹き、最後尾の人物はドラムを打ち鳴らしていた。この楽士に先導され、さらに200メートルほど奥へと進んだ。そこで、私は目を見張り立ち尽くした。真っ白に輝く滝、と思ったが水ではなく、岩が水晶のように輝いていた。その純白の滝にかけ上り正面前方をみると、洞窟は淡いピンクや水色に輝く壁面に囲まれたクリスタル様の柱が立ち並ぶ部屋で終わっていた。このクリスタル様に輝く空間と隣り合わせにマヤ人は、パラダイスのような死者の国があると考えたに違いない、と思った。その瞬間、私は眩惑を感じ、クリスタルホールの中央で目を閉じ跪いた。

トウモロコシがニョキニョキと生えてきた。すぐに私の背丈を超え、赤・白・黄・黒、四色に輝く実を結んだ。私は夢中で両腕一杯になるまでトウモロコシを収穫した。壁面から湧き出ている水を集め、その四色のトウモロコシを大きな瓶に移しこねていると、そこから一人の大男が顔を出してきた。頭の上からトウモロコシの穂が伸びている。体をひねりながら、瓶から出て大地に脚を下ろすと、輝くヒスイやケツァール鳥の羽根が香煙の中から飛んできて、その男を飾っていった。

トウモロコシの神だ、と私は思った。

「ご苦労であった、お前のおかげで私は再び生き返ることができた、お礼にお前の仲間を作ってやろう」

香煙が立ち込める中で立ち上がると、私に向かって両手を伸ばしてきた。

「白と黄色のトウモロコシを練った瓶をもらおう」

彼は無数の小さな人形を作っていった。その上に両手をかざし、大男が息を吹きかけると、小さな人形が動き始めた。大勢の男と女、子どもや大人が、ワイワイ、ガヤガヤと私の周りでやかましく話し始めた。

立ち込める香煙の中に大男の姿が消えた。そして、使用された香炉がことごとく割られた。儀式が終わったのだ。その香炉が割れる音で、私は我に返った。

よくみると、クリスタル様に輝く石柱にも、マヤ人はメッセージを描き残していた。1メン・13パシュ、3アハウ・3モルの歴数が目に入ってきた。733年から762年、マヤ古典期の盛期を示していた。階段の最上階には、黒いボールと胸の前で腕組みして座る神官の姿が描かれ、勝利を報告するかのように階段の下で球技者が跪いていた。

「実に素晴らしい」

私とミゲル・サムの口から自然とため息が漏れた。この洞窟内で一夜でも眠れたら、どんなに素晴らしいだろう、と思った。後ろ髪を引かれる思いで、私たちは帰りを急いだ。入り口に引き返す途中、私は何度も尻もちをつき、足腰を強打した。しかし、夢心地になっていた私は痛みを感じなかった。

エミリオの父親が、洞窟を背にじっと銃を構え、私たちの帰りを待ってくれていた。盗賊がいつ出没するかもわからない。夜の森は危険だ。

私がグアテマラ滞在中に、ショッキングなニュースが報じられた。古代マヤの歴史を覆す大発見だった。そこにマヤの神々の創造伝説を裏付ける壁画が描かれていたのだ。それがすでに触れたサン・バルトロの壁画(注1)だ。西壁の北半分の部分には、トウモロコシ神の誕生から死までを表す3つの場面と、神々から地上を支配するように委ねられたことを示す戴冠式の光景が描かれている。1つ目の場面には、水の中に膝をついてしゃがんでいる人物の腕に抱かれた子どもの姿のトウモロコシ神が描かれている。

膝をついた人物の右側には、大地を表す亀が描かれ、亀の体は、4つの部分からなる洞窟になっている。この「亀の洞窟」の中央でトウモロコシ神が踊ったり、ドラムを叩いたりしている。その両脇を囲むように、南側に雨の神チャックが、そして、北側に360日を表すトゥンが描かれている。チャックとトゥンは、中央にいるトウモロコシ神に向かって腕を曲げていたり、腕を伸ばしていたりしている。これが2つ目の場面である。

最後の場面には、逆立ちして頭の上に足を伸ばしているトウモロコシ神が描かれている。トウモロコシ神が腕

(注1) サン・バルトロの壁画：サン・バルトロは、グアテマラ北部のペテン低地北部に立地する先古典期後期に属するマヤ文明の祭祀センターである。ティカルの北東約80キロメートルのところにある。ラス・ピントゥラス(絵画の神殿)下層1号神殿の先古典期後期の素晴らしい壁画により有名になった。ピーボディ考古学・民族学博物館(アメリカ)のウィリアム・サターノ率いる調査隊によって、2001年にピラミッドの基礎部分の建物が調査され紹介された。

を伸ばしながら空から降りてくるようであり、みようによっては空へ飛び立とうとしている姿のようだ。トウモロコシ神の右側に黒く垂直に波打つようにして下がってくる帯がある。帯は水であるとの解釈がある。

幼いトウモロコシ神が水の中から生まれ、成長し、「亀の洞窟」の中で踊る。両脇にはチャックとトゥンの神がいる。そして最終的には黒い帯の中に入って、つまり「水の中に入って」死ぬ。トウモロコシ神の誕生と死を描いている。

神が再生するために、私たち人間も、何らかの犠牲が必要だとマヤ人は教えている。

第7章　古代マヤの祈りのかたち――宗教の起源をもとめて

1. ピラミッド――異空間へと誘う陶酔

私は数あるマヤ遺跡の中でも、グアテマラ中央低地にあるティカル神殿が好きだ。ティカルは古典期の代表的神殿都市だ。私は低地密林地帯を訪れると、必ずティカルに足を運ぶ。高さ70メートルの4号神殿に登ると、眼下に緑一色の樹海が広がり、密林の真只中にいることを忘れさせる清風が頬を打つ。[口絵21]目を閉じると、ティカル一号神殿のテラスの中央に座る神官の姿が目に浮かぶ。やがて、壁面を飾る彩色幾何学模様が光を帯び動き始める。神官の姿が、透き通った神殿の内部にある。多くの神々が姿を見せ、神殿が膨張し天と地を覆う。この時、天上界、大地、そして地下界、3つの宇宙が融合する。

古代マヤ人の祈りのかたち

黄河文明などの四大古代文明は大河流域に栄えたが、マヤなどのメソアメリカの古代文明はその例外であると考えられてきた。

しかし、古代マヤのパンテオンを構成する神々の中心は、雨の神チャックであった。私のこれまでの調査からも、マヤ人の信仰の中心が水（雨 - 聖なる泉 - 湖）にあることが明らかとなってきた。また、マヤ人が洞窟を地下界の入り口、地下界の神々との対話の場と考えていたことは明らかだ。しかも、数多くの洞窟で現在もなお伝統的な儀式が行われている。さらに、古代マヤ人が神殿都市成立以前から洞窟で宗教儀式を行っていたことが最近の調査で明らかになってきた。

マヤ人は今も、洞窟は地下界（神の国）への入り口であると信じている。その入り口は古代マヤ文明が栄えた密林（ペテン県）から高地（アルタ・ベラパス県）に至る境界にあると語り継がれている。

標高2、300メートルにあるグアテマラ第2の都市ケツァルテナンゴ、通称シェラの山頂近くにあるチカバル湖で雨や水の神を称える儀式が行われている。この儀式では、「生命 -（水＝雨・湖、洞窟＝冥界への入り口）- 死 - 再生、癒し」といったマヤ人の信仰の形が表現されている。

マヤ以前の文化としてオルメカ文化・文明が栄えていたことはすでに述べた。そのオルメカの主な神は、蛇と豹だった。［口絵22］［口絵23］蛇は雨や水と関係の深い神であることは世界各地で言われている。水への感謝の意味で、山や洞窟での宗教儀式が古くから行われていた。私が数カ所の洞窟で発見した蛇や豹の壁画は、この意味で重要であると考えている。オルメカの豹の目には、十字が描かれている。クルスの目と考古学者に呼ばれている。山頂での儀式で現在も多くの呪術師が、コパルや砂糖で十字を描き祈る。十字の交点を彼等は冥界への入り口と考えている。またこの交点は世界の中心を意味し、世界の中心の水を表す青色で表現される。

2. 8の猿の儀式

1991年、私はマヤの地を訪問した。12回目の訪問だ。その時、マヤの呪術師が集う〝8の猿の儀式〟が好運にも2日後に行なわれるとの知らせが入った。キチェ語を話す人が住むサン・アンドレス・シェクルという小村で、260日を一年とする古代マヤの神聖暦に則ったワシャキ・ヴァツ（8の猿）の儀式が行なわれているとの情報を得たのだ。私はそれまで3回この儀式への参加を試みたが、いずれも失敗に終わっていた。私はサンカルロス大学の仲間とのケクチ語を話す人が住む集落での調査を急遽切り上げ、シェクル村に向かうことにした。共同研究者のヴィジャトロ女史は、私のわがままな申し出に不平を言うどころか、一人旅の苦労を察して車と運転手兼助手に友人の従弟ルイス青年をつけ、その上、村での協力者を見つけてくれていた。本当にいつもながらの厚意には頭が下がる。私はルイスとシェクル村へと一気に駆けた。

夜の10時、村役場前の広場でいかなる変化も見逃すまいと腕組みし闇を見つめていた。犬の遠吠え以外物音一つしない。またしても失敗なのか、そんな不安が脳裏を過った時、松脂を混ぜた芳香と冷気が家並みを嘗めるような風に乗って伝わってきた。滑らかな祈りの言葉に誘われ、村の守護神を祭るコフラディア（注1）の役職者の家の板戸を開けると、一斉に大きな白いロウソクの炎が揺れた。十文字に並べられたロウソクを前に、40〜50センチもある香炉でポム（お香）を焚き一人の女が祈る。その後ろで長老たちが瞑想するかのように控える。プル・ルーン、プル・ルーン……祈りがひと区切りするたびに、唇を震わせ発せられる神秘的な声音は、こころの奥底を震わせ風の音に吸収されていく。これまでに経験のない素晴らしい祈りの光景に私はしばらく言葉を失った。もち

（注1）コフラディア：マヤの宗教とキリスト教が融合してできた、カトリック聖人にちなんだ講組織。

ろんこの十字はキリスト教の十字架ではなく、マヤの世界の四方向とその中心を象徴したものだ。

翌日、９の歯の日に近隣の村々から多くの呪術師が集まり、十字の丘での儀式を皮切りに、村を見下ろす切り立った山頂の聖地での祈りに至る多彩な儀式が繰り広げられた。私も息を切らし何度となく立ち止まりながら聖地に辿り着いた。そして、そこに設けられた祭壇で、司祭者に教わった作法で家族の健康を願い砂糖で描いた十字の上で、ポムを焚き彼らの最高神カバウイルに祈った。

まさにその時、青空に白い雲が生じ、聖なる山を取り囲んだ。マヤ人たちが雨の神の使者という、白い雲が姿をみせた。彼らは山上では豹の姿をした雨の神に豊穣を、地下界、死者の国への通路と考える洞窟では蛇の姿をした水の神に〝太陽〟や〝時〟の再生を願って祈る。その呪術師たちの祈りが通じたのだろうか、久しぶりに恵みの雨が降り始めた。

3. シェラの儀式

大統領は非常事態宣言を出したものの、和平への願いは高まりつつあった。36年間続いた第二の暗黒期といえる内戦が、もうすぐ終わろうとしていた。この時に新しい時代の担い手のマヤ人と出会った。その名は、カルロス・モラン・イカル。35歳の若き司祭者であり、また呪医でもある彼は、森の中の聖地でマヤの伝統儀式を実践していた。スペイン語も話せ、マヤの神聖暦を最も理解する一人だと評価は高く、欧米からの研究者がマヤ学を学びに彼のもとを訪れていた。彼はマヤの伝統文化を守りつつ、生活改善に取り組む村の指導者でもあり、さらに地元の大学で講師を勤める心理学者の顔も持っていた。

私は、この噂を聞いて彼に興味を持った。村人の尊敬を集める若き指導者が、彼らが体験した2回の暗黒期、つまり16世紀のスペインによる征服と今回の内戦をいかに捉え、どのようなグアテマラの未来を描いているのか知りたかったからだ。

2004年9月、私は次女の史歩と文化人類学者のヴィジャトロとの3人でグアテマラ第2の都市ケツァルテナンゴ（通称：シェラ）にいた。グアテマラ南部の内陸部の都市で、人口は約18万人。その半数はキチェ語やマム語を話すマヤ人からなる。メルカードでロウソク、コパル、生花、蜂蜜、砂糖などカルロス指定の品々を買い揃えた。20キログラム以上の重さにもなった。その夜ホテルの一室で、赤、黄、白、そして、青などの花を2時間以上かけ丁寧に紡いだ。色とりどりの花が広いベッド一杯に広がった。その花をそれぞれの色に分け新聞紙に包んだ。葉や茎も一本も残すことなく包んだ。その日はほとんど一睡もせずに5時になった。カルロスはマヤのカレンダーから読み取り、今回の儀式を行う聖地を決めた。

ホテルのフロント係が、まだ薄暗い早朝に迷惑そうに目をこすりながらドアを開けてくれた。カルロスの家に着くと、彼は自宅の祭壇で祈り、縦笛と太鼓の奏者を助手に従えやってきた。車はシェラを眼下に見下ろせる高台へと進んだ。さらに、トウモロコシ畑のあぜ道を登ると切り立った山が迫ってきた。彼は山際の大きな岩場の前で立ち止まった。湿気を含みよどんだ森の空気の間から、コパルのかぐわしい香煙が漂ってきた。すでに一組の家族が呪術師と共に熱心に祈りを捧げていた。

カルロスは、大地からの声に聞き入るように跪き黙想した。そして、地面の一角を選び白砂糖で直径約一メートルの円を描き、さらに円内を十字で四等分し、そこにやはり砂糖で丸印をつけた。

それから私たちの前に立ち、

「儀式が開始すると説明はできない、あなた方も儀式に参加しなければいけない、撮影や録音をして観察者でいることは許されない。だから儀式を開始する前に、少しだけマヤの儀式について説明しておこう」

と告げた。

さらに、

「私たちの神アハウと対話するために、まず自然のエネルギーが満ち溢れている聖地を選ばなければならない。ここが今日一番エネルギーに満ちている地だ」

と、彼は木の枝で大地を指し示し、説明を続けた。

「儀式で、私たちは仲介者である神アハウに、私たちの声が宇宙を支える四隅の神々に届くように祈り願う。私たちの願いが四隅神に伝わるよう、私たちの神アハウに、丘の主に、そして谷の主に祈る。これから儀式を行う許しを請い、私たちの声が宇宙の隅々まで届くよう、正しく導いてくれることを願って祈る。谷や丘のエネルギーが必要だ。そして、今天空に輝いている月や星のもとに、私たちは飛翔し、時と空間が有するスピリットの大きさを理解することが可能となる。無限であり、ゼロの世界である。儀式がスタートするその瞬時に、マヤ文化の本質が息を吹き返す。神聖な自然の本質、神聖な宇宙の本質、天命を全うする知恵、命の尊厳さ、清らかなこころ、真実を伝える言葉が顕現化する。儀式が含有する要素、自然の4つの要素がもたらすエネルギーが、そして、祈りの言葉、供物、そして、儀式で繰り広げられる行為が、首尾よく方向付けられねばならない。そのエネルギーの助けで、私たちの願いが神アハウに、そして四隅神まで届くことが可能となる。私たちの願いが宇宙のエネルギーと共鳴すれば、私たち個人や村の運命を変えることが可能となる」

東の空が少し明るんできた時、助手の一人が縦笛を吹き鳴らした。太鼓が続いた。カルロスが祈る。その背後で私たちは録音をやめ跪いた。［口絵23］

東の空に向かって、
オー、天空から、大地から溢れ出る生気よ！
冷たく清々しい風よ、雲よ
宇宙の神聖な四隅の神々よ

太陽が存在する空間まで昇るための出口よ
太陽が存在する空間に至る出口を守る我らが祖父、豹よ
鹿のスピリットよ

西の空に向かって、
オー、沈もうとする太陽よ！
神聖な安らぎを、新たなエネルギーを蓄えるために
我らが祖父、夜の豹よ、神聖な眠りの担い手よ
知恵のスピリットよ
我らを探し、我らの声を聞きたまえ

南の方向に向かって、
オー、水の心臓よ
新鮮さと、永遠の命を与える
我らが祖父、精神と水を守護する豹よ
我らが歩む道を示すスピリットよ、我らが運命の相談主よ
このあなたへの供物の香りをお受け取りください

北の方角に向かって、
オー、風の心臓よ

我らの人生に輝きを与える
我らの声や言葉に活力を与える
我らが祖父、我らの声と言葉を守護する豹よ
我らの対話に、神聖な霊感を与える
丘や谷を前にして、均衡とハーモニーを復元させる
声と言葉を守護する豹よ

天空に向かって、
オー、神聖な天の心臓よ
宇宙の本質よ、我らが存在の臍よ
我らを見つめ、我らの声に耳を傾けたまえ
我らを見捨てないように、我らが道半ばで倒れることのないように

大地に向かって、
オー、我らが母なる大地の神聖なる心臓よ
我らが生きることを、我らの存在を許し給え
我らが存在するための、第一歩を、第二歩を
そして、第三歩を踏み出すことを許したまえ
どうか許したまえ
これまで汝を悲しませ、傷つけたことを
われらに対する、汝の計りがたい高貴さ
我らを見つめ、我らの声に耳を傾けたまえ

その後、カルロスはコパルを、花を、ロウソクを4等分された大地に並べていった。神聖な宇宙を象徴する小山が、カラフルな花で完成し、色とりどりのロウソクで照らし出され、日の出前の張り詰めた薄暗闇に浮かび上がった。

オー、汝、ツァコルよ、ビトルよ
我らを見つめ、我らの声に耳を傾けたまえ
我らを、見放さず、見捨てないでください
オー、天空の、大地の創造主よ
天空の心臓よ、大地の心臓よ
我らに、子孫を、後継者を恵みたまえ
太陽が歩み続ける間、明るさが続く間に
なんという朝の覚醒、夜明けの輝きか
我らに、素晴らしい道を与えることを
白い道、黄色い道、平らな、広い、真っ直ぐな
そして、甘美な道を与えよ
我らの村が、平和で、平和が続き
そして、人々に幸せがもたらされるように
素晴らしい人生を、有益な生き方を
オー、汝、ニム・カクルハよ、ラシュ・カクルハよ、チップ・カクルハよ

我らが祖父太陽よ、光よ

どうか今目覚め、朝焼けの輝きをもたらしたまえ

オー、天と地の創造主よ、我らが神アハウよ

カルロスはもう一度、東の方角から祈り始めた。

私は夜を祝福する、西の方角に向かって
カフバル・キイィフ、日没の太陽よ
神聖な休息と、エネルギーの再生を願って
フン・ケメよ、ウクブゥ・ケメよ
バラム・アクァブよ、チョム・ハァーよ
夜の祖父母ジャガー、神聖な夢の担い手よ
知恵の精霊よ
我らを見て、我らの言葉に耳を傾けたまえ
水の心臓を祝福する、南の方角に向かって
水の心臓よ、新鮮さと豊穣を与える
マハクタフよ、ツナンハァよ
水の精霊の守護者である、祖父母ジャガーよ
我らが歩む道の聖霊よ、我らの運命の相談者よ
お供えする香りを受け取りたまえ
風の心臓を祝福する、北の方角に向かって
オー

風の神聖な心臓よ、人生の火花、声と言葉の息吹を与える
イク・バラムよ、カキシャハよ
我らの声と言葉の保護者であるジャガーの祖父母よ
汝らとの神聖な対話に感動する。丘の谷の前で
バランスと調和の再現がはかられる
オー
天の神聖な心臓よ
宇宙の本質、我らが存在の臍
我らを見て、我らの言葉に耳を傾けたまえ
我らを見捨てることなく、我らのことを笑わずに
オー
我らが母なる大地の神聖な心臓よ
汝は、我らのこの世での生と存在を認める
我らのことを考慮ください、我らがこの世での存在の最初の一歩を、第二歩を
そして、第三歩を踏み出す時に
もし汝を、傷つけ、穢したらお許しください
汝の計り知れない寛大さで
我らを見て、我らの言葉に耳を傾けたまえ
丘の谷を祝福する
オー
神聖な丘の谷よ
私は汝の力と存在に近付く
汝の膝、汝の手の前で

私は汝の前で疲れている
我ら、汝の息子たちと娘たちの、供物を捧げることをお許しください
供物の香りが宇宙の四隅に届くことを願って
少しばかりのお供えを持ってきました
私が他の丘の谷を巡り、訪ね、飛び回ることをお許しください
我らの存在の喜びと甘美さをもたらすために
神聖な丘や谷よ
私は先祖を祝福する
我らのこの世での生と存在の偉大な守護者、加護者よ
我らは汝の血と骨の息吹である
我らを見て、我らの言葉に耳を傾けたまえ
オー
偉大なる祖父母よ
汝は霧、寒さ、そして、夢の中で顕現する
今日、我らは汝に感謝する

やがてロウソクに火が灯され、カルロスは天地の創造主アハウの13の属性に呼びかけながら祈りを続けた。マヤで20と13は神聖な数字だと考えられている。20の数は、手と足の指の数を表すことは間違いない。13の数に関しては諸説があるが、人間の足首から首に至る主要な関節の数だとの説が有力だ。この20と13の聖なる数で彼らは暦の時を運んでゆく。「天地の創造主アハウも、以下の13の要素から成り立っている」と、儀式が終わった後でカルロスは説明してくれた。

建設の主ツァコル Tz'aqol、形と美しさの贈り主ビトル B'itol、我らが建設と創造の主アロム Alom、我らが母

と父なるカホローム Qajolom、新たな一日の贈り主・光のアフプ・アフプチ Ajpu Ajpuch、夢の贈り主、一日までの時を与えるアフプ・ウチウ Ajpu Utiw、白い文字の父と母、すべての歴史や場所において書かれた、過去に書かれた、あるいは未来に書かれるすべてを記録する文字の主サクニマツィフ Saqnimatz'ij、雄の羽毛のある蛇、天国の主テペウ Tepew、雌の羽毛のある蛇、大地の主カクゥマツ Q'uq'umatz'、湖の心臓ウクゥシュチョ Uk'ux Cho、海の中心・棒のウクゥシュ Uk'ux、善と悪の仲介主アフ・ラシャラク Aj Raxalaq、そして、病気と不均衡の贈り主アフ・ラシャツェル Aj Raxatzel である。

さらにカルロスは、人間の運命を決定する神聖暦を構成する20の日について次のように教えた。

バツゥ（糸、猿の守護者）は、知識と芸術のエネルギーの守護者であり、大地と天空の心臓を結合する糸を意味する。エ（道の守護者）は、道の守護者であり、植物や薬草のスピリット。アフ（サトウキビの守護者）は、植物の育成を助けるスピリット。イシュ（豹の守護者）は、丘、渓谷、そして、星を象徴するスピリット。ツィキン（鳥の守護者）は、愛情、家庭や共同体の優しさを呼び起こすエネルギー。アフマク（祖先、鷹の守護者）は、世界を支える四隅の柱と関係していて、祖先の血統を教えるエネルギー。ノフ（知識、鳥、大工の守護者）は、宇宙の循環を象徴する理念と知識を与えるエネルギー。チハシュ（黒曜石の守護者）は、変化を引き起こすのに必要な切り口をもたらす、黒曜石のナイフを象徴する、突然生じる人生のエピソードをもたらすエネルギー。イモシュ（川、湖、トカゲの守護者）は、川や湖を守るスピリットで、こころの病の回復や感情を安定化させるエネルギー。イクゥ（風、雲、冷気の守護者）は、風、生活に活力を与える呼気のスピリットであり、言葉の過剰な流れを鎮めるエネルギー。アクアバル（網、トカゲ、蜘の守護者）は、規則と不規則の網目を繕うエネルギーであり、また、リーダーとしての天性の才能を与えるエネルギーでもある。カン（時間と空間、羽毛のある蛇の守護者）は、存在の全体像を表現する、太陽の13の最大限の活動を表現する羽毛のある蛇を意味する。ケメ（サイクルの変化、ガマやフクロウの守護者）は、サイクルの変化に携わるスピリットである。再生、変身、そして、夢を理解させ生まれ変わらせるエネルギー。キエフ（豊穣、ウサギの守護者）は、豊穣を、種の多様性を表現する。トフ（火、水、供物の守護者）は、我らの生活や環境を快いものとする。火と水の二面性を表現する。ツィイ（正義、犬、アライグマの守護者）は、正義を、そして、その他の毎日の共同体の生活を遂行するために必要なエネルギーを担う。これらの主／神に、毎日を無事過ごせるように祈りを捧げながらマヤの人々は暮らしている。この祈りの言葉を神に伝える仲介者が、カルロスのような呪術師である。

カルロスを先頭に、縦笛、太鼓の奏者に従い、この20の聖なる日に呼びかけ、感謝の言葉を投げかけながら、私たちは燃え盛るコパルやロウソクの周りを足早に時計と逆回転に歩き続けた。5、6周目であったか、急に炎が天空に向かって立ち上った。カルロスの祈りの言葉が、笛や太鼓の音が炎と共に渦をなして天空高く舞い上がったような気がして、一瞬、その場に立ち竦んでしまった。やがて、炎が小さくなり、私たちは大地に跪き感謝の口づけをして儀式を終えた。

眼下に、朝靄の中に朝日に照らし出されたシェラの町並みが浮かんでいた。人々が動き始める、一日が始まる。

その頃、マヤの暦での世界の4回目の終焉は、２０１２年12月23日だという説が世界中に流布し、関心を集めていた。

マヤの代表的な神話「ポポル・ヴフ」によると、世界はこれまで3度滅びていて、まもなくこの世が、私たちが住む第4の世界が滅亡するという説だった。しかも、その日が２０１２年12月23日だと言われていた。この日時はマヤの暦から計算されたものだった。

マヤ人の「時」の刻み方には、長期暦と短期暦の2種類がある。長期歴はマヤの世界が始まった日を基準点としてその日から現在までの時間を、西暦と同じく線的な流れで表しているものだ。

これまでの研究から、長期暦の最初の日は、西暦に換えると紀元前３１１４年8月11日とされる説が有力で、それでこの日を元に計算すると、われわれが生きる第4の世界は、２０１２年12月23日に終わりを迎えることになる。

もう一方の短期暦は、太陽暦／ハアブ暦（３６５日）と神聖歴／ツオルキン暦（２６０日）の2つの暦を組み合わせて「時」を刻む、循環する時を表している。これは宗教儀式に用いられている。

とにかく、マヤの人たちの暦にかけた情熱は、凄まじいものだった。高度に発達した数学と天文学を駆使して、丹念に年月の経過を計測し、太陽暦の一年の正確な日数や金星との会合周期、月が地球を回る周回周期日数など、天文学や暦の正確さには驚愕する。例えば、地球と金星との会合周期が５８４日と正確な日数を把握していた。また、月が地球を周回するのが２９・５２８３９５日であるとし、それが、最新の計測値２９・５３０５８８日と誤差がわずかに、０・０００２１９３日という精度である。さらに、太陽暦の地球の公転周期をマヤ暦は、３６５・２４２０日としていて、正確な数値との誤差は、０・０００２日と驚くほど精緻な計測値といえる。

長期暦の基点は、今のところ紀元前３１１４年８月11日と考えられており、その日から、キン（1日）、ウイナル（20日）、ツゥン（３６０日）、カツン（7、２００日）、バクツゥン（１４４、０００日）と呼ばれる日数で数えられる。

例えば、古典期マヤの代表的都市パカルの誕生日９・８・９・13・０　８アハウ・13ポープは、基点日から９×バクツゥン（１４４、０００日）＋８×カツン（7、２００日）＋９×ツゥン（３６０日）＋13×ウイナル（20日）＋０×キン（1日）経過した西暦６０３年３月24日に相当する。

８アハウ・13ポープは２６０日と３６５日で一周期となる暦の一日の呼び名にあたる。

３６５日暦、つまり太陽暦は、それぞれ名を持つ20日の「月」が18と、神々が姿を隠す不吉な５日間ワヤッブが加ってなる３６５日周期の暦だ。例えば、ポープの月は、0ポープ、1ポープ……19ポープと続いて、次の月に移る。

一方、260日暦は13の数と20の神からなる日が組み合わさってできる暦であり、この暦がさまざまな宗教儀式に使われていて神聖暦と呼ばれている。

この20の日は、イミシュ、イック、アクバル、カン、チクチャン、キミ、マニック、ラマット、ムルック、オック、チュエン、エップ、ペン、イシュ、メン、キップ、カーバン、エツナ、カワック、そしてアハウの神格からなる。歯数の異なる歯車がかみあって回るように、1イミシュ、2イック、3アクバル……といった形で13の数と20の神の日の組み合わせが巡ってゆき、260日で全ての組み合わせが一周する。このように、神聖歴は260日で一周期となる。

時を運ぶ20人の神は、ユカタン半島やキチェ地方で、その属性から次のように分類される。

赤（創始者）の血統：イミシュ（豹）、チクチャン（蛇）、ムルック（月）、ペン（旅人）、カーバン（大地）
白（精製者）の血統：イック（風）、キミ（世界の結合者）、オック（犬）、イシュ（魔術）、エツナ（鏡）
青（変形者）の血統：アクバル（夜）、マニック（手）、チュエン（猿）、メン（鷲）、カワック（嵐）
黄（熟成者）の血統：カン（種子）、ラマット（星）、エップ（人間）、キップ（戦士）、アハウ（太陽）

これらの神格は、マヤ人の宇宙観によって分類されている。マヤ人は宇宙の四隅を4本の神聖な大木セイバ、または、4人の神に支えられていると考えている。彼らは東西南北を、赤、黒、黄、白の方角と呼び、さらに中心を緑（大地）、または青（天空）で表現する。しかも、大宇宙と人間もこの色（エレメント）で構成されると信じている。かつて、ラカンドン人は、この色の重要性を私に教えてくれた。

このようにマヤ人は精緻な暦を創造した。しかし、暦の「時」に固執するあまり、次第にその暦に運命を左右されていった。その最たるものは、循環する時に対する固執、つまり、この世はその「時」と共に崩壊と再生を繰り返すという考え方だ。そのことは、ラカンドンをはじめとする私の調査地のマヤ人にもみられた。

その運命の「時」が、8アハウ・カツンであると私は考えている。短期暦での最後の日だ。短期暦は、カツン（7、200日）とツオルキン暦（260日暦）の組み合わせだけを考えたもので、約256年で一巡する。ユカタン半島のマヤ人が用いていたことで知られているが、現在のマヤ人も宗教儀式にこの暦を用いていることがわかってきた。

この短期暦での第一の時間の歯車は52年で、ハアブ暦（365日）とツオルキン暦（260日）の歯車が一回転する時間の単位だ。次に、第二の時間の歯車は256年で、カツン（7、200日）とツオルキン暦の歯車が一回転するものだ。この短期暦に則り、マヤを含め中米の文明は興亡を繰り返してきたように思われる。

グアテマラでスペイン軍と最後まで戦ったマヤ人、イッァ人の盛衰の歴史がその良い例だ。イッァ人は、692年チチェン・イッア放棄（9・13・0・0・0）している。その後も新たな土地で彼らの王国を立ち上げるが、948年にチャカンプトン放棄、1204年に再びチチェン・イッァ放棄、そして、1697年に運命の時8アハウ・カツンを迎える。彼らはスペインの侵略者とペテンのフローレス島で対峙し、圧倒的に有利に戦いを進めていた。ところが、この運命の時の年に戦いを放棄してしまった。マヤ人の最後の闘いが終わりを告げたのだ。

中米の古代文化やマヤ人が築いた都市の興亡の周期は、この時間の単位、256年であった可能性が強い。そして、この循環する一番大きな回転、3つの運命の歯車、カツンとツオルキン暦、そして、ハアブ暦が一回転する運命の時、2012年12月を迎えようとしていたのだ。

私は清々しい朝を迎えた。私はカルロスの背中に、

「運命の時が近づいている。短期暦が、この世が終わる、運命の時8アハウ・カツンである2013年はまもなくやってくる。この運命の時を、あなたはいかに迎えるのか？」

と、最後の質問を投げ掛けた。

すると、カルロスは、

「何も不安がる必要はありません、現在の太陽の〝時〟は確かに終わる。しかし、その時、新たな〝時〟が始まるのです。新たな〝時〟を迎える儀式の準備をすでに始めています。なんら心配はありません」

と、平然と語った。

巷で話題を呼んでいる終末論などは、彼のこころの片隅にもないことを知って喜んだ。

内戦で多くのマヤの儀式の担い手が、伝統文化の担い手と後継者が殺されていった。私は内戦とその後の急激な近代化で、マヤ伝統文化は消滅するのではないかとの一抹の不安を覚えていた。しかし、若きマヤのリーダー・カルロスの祈りの言葉は、私の魂を振動させ新たな時代の始まりを確実に伝えた。

おわりに

岸辺通信——死と向かいあって

この本を書き始めた時、

「私は、あなたがいつ誰とメキシコやグアテマラに行って、何をしていたのか全く知らなかった。教えてもらえなかった」

妻が病床から訴えてきた。

「これから整理しようと思っている。次は旅の記録をヴィジュアルに、写真を豊富に使った本にしたいと思っている」

いつものように曖昧な返事をすると、

「間に合うのかしら、本当かな」

と、寂しげに言った。

病気に倒れるまで、妻はあまりすべてのことに対して意見を言わなかった。というより私が言わせなかったのだ。妻もそう思っていた。

私は、よい年齢になってからも夢を追い続ける、現実感に乏しい生活を送っていた。妻はそんな私をいつまでも若者のようなことを言っている、とボソッと漏らすことがあった。私はいつまでも大人になれない人間だった。

妻は、そんな私の欠点をよく見抜いていた。

「死ぬに、死にきれない。後のことが心配です」

妻の病状は悪化する一方で、だんだんと意識が不鮮明な時間が増え、現実と夢や幻との区別がつかなくなっていった。

化学療法を受けることを迷っていたが、主治医の効果があるかどうかは五分五分との言葉を聞いて治療を受ける決心をした。副作用は大変だった。高熱には慣れていたが、覚悟していた以上のその他の副作用が出た。併用していたステロイド剤の副作用で、感情の起伏が激しくなり、夜は眠れず、

「昨夜、天井をみると黒い猿のようなものが現れた、怖かった」

と言い出した。

錯覚や幻視が時々現れるようになった。

中止すべきかどうか、三回化学療法を受けた時点で悩み始めた。

そして、尋ねても曖昧な返事しかしない私に、答えを委ねることを諦めて、

「化学療法やめます。死ぬより人間でなくなってしまうことが、一番怖い」

と決断した。

高熱が続いた。動きも鈍くなった。

ある時、臭いをかいで食べるようになった。変な臭いがするのかと心配したが、

「味がわからない」

とのことだった。

「何を食べてもおんなじで、食べた気がしない。それで、よく見て、臭いをかいで食べると、例えば、ちょっと刺身を食べているのだという気持ちになる」……

「濃い味、すっぱいものはちょっと味がする。それでも何を食べているのかわからない、食べたくなくなるので、よく見て臭いをかいで、思い出して食べている」

そんな時、急に日記を交換しようと言い始めた。妻は必死に書いてくれたのだが、私の内容はつまらない返事ばかりだった。その内に文字がミミズでも這っているようになった。文字が大きくなり、字の形が崩れてきた。文字が書けなくなった。

一時退院していたが、

「入院させて」

と、顔を歪めて頼んだ。

入院後に、私と在宅ケアの担当者の話を耳に挟んで、

「まだ退院させるつもり」

と呟き、ため息をついた。そして、

「昨夜、意識がなくなった。死んだと思ったら、また生き返ってきた」

私が苦し紛れに、

「自分の姿が見えた、お花畑が見えた」

などと愚かな質問をすると、

「真っ暗闇なだけ、何もなかった、これが死後の世界だと思った」

と低い声で言った。

「死後の世界は存在すると思うのかと問われても、思い浮かべるとしたら、一筋の光もない暗闇、物音一つしない世界。それよりも自分のお葬式のことばかり浮かんでくる。知らない人に自分の死に姿をみられたくない。子どもだけで十分。子どもたちも、言葉が話せなくなって、意識がなくなってから来てくれても嬉しくない。彼ら

の声が聞こえても、自分の気持ちが伝えられなくては何の意味もない。この場では夫だけでよいと最近思うようになった」

こんなことを、ベッドサイドで窓から夕暮れをみながら時間をつぶす私に話し掛けてきた。私も同じことを考えるだろうと思った。

そして、妻が旅立った。

妻がいなくなってから、二人用の寝具が随分広くなったように思った。何も気にすることなく体を動かせ、手足を思いっきり伸ばせる、妻が入院しているときにはそう思っていた。帰ってくる人がいないことに気づくと急にその思いが消え、空虚さだけがつきまとってくることを思い知らされた。

いつものように散歩に出掛けた夕暮れ時の海辺で、妻の死を振り返り、もうちょっとだけ二人の時間が欲しかった、と私は思った。もう少し、もう少しだけ、言葉の端々から、妻もそう思っていたに違いないと思った。夫の命令に文句ひとつ言わず従った20代、夫の両親の介護と子育てに時間を奪われた30代、両親を見送ってから体調の不調に苦しんだ40代、そして、少しは幸せな時を過ごせてよいのではないかと思ったとたんに病魔に襲われた。妻はよく、

「病気になってよかったのは、あなたと話ができるようになったこと」

「こころが通じ合えると思ったが、やっぱり変わらないね」

よく話の最後に寂しそうに呟いた。

ようやく夫と少しは話ができると思ったのも束の間、命が尽きる。まだ、まだ帳尻があっていない。そう妻は思ったのだろう。

妻は死後何もないと思っていたに違いない。

今、毎日のように家から歩いて15分位の、4キロにわたって延びる浜辺に散歩に行く。朝が多いのだが、夕暮れ時にも出掛ける。

朝は立ち並ぶクロマツの樹間からみえてくる陽光を反射するブルーの海に息をのむ。メキシコやグアテマラに出掛けると、時間とお金があれば帰りにカリブの海に2、3日寄ってきた。唯一、カリブのコバルト・ブルーの海が、旅の疲れを癒してくれると思っていた。

「カリブの海が素晴らしいといつも言っていたのに、結局、一度も連れて行ってくれなかったね」と、妻が最後になったグアテマラ訪問の帰りに立ち寄ったメキシコシティで呟いた。

カリブの海に劣らず、美しい海が身近にあることを、今知った。

黄昏が、目の前の凪いだ海を、そして、右手にみえる小高い山々やその麓から砂浜の背後を囲むように伸びるクロマツの林を黄金色に染めてゆく。

美しさに見とれているうちに、山の頂上の空が紅色に変化し、すぐに色を失っていった。そして、暗闇に包まれた海の向こうから声がした。

「ゆっくりしていいよ、待っているから」と。

時間の流れは、私を待ってくれない。

2、3年前まで、私たちの地域では8月13日に死者の霊を海から迎え、そして、3日間家族の姿をみてもらって、15日に海に送って行っていた。その時に、私の小さい頃はかなり立派な小舟を作っていた。もちろん、茄で牛や胡瓜で馬を作り、花や食べ物、そして、死者の好物などのお供えをした。それも環境汚染とのことで禁止になった。今はお寺だけで死者の霊を送る。

メソアメリカでも、日本のお盆にあたる死者の日がある。やはり3日間死者の霊が戻ってくるという。そして、大凧揚げを行う地域がある。

大凧揚げで有名なのが、私がススストなどの調査をしたカクチケル語を話すマヤ人が住む街の一つ、サンティアゴ・サカテペケスだ。毎年11月1日の死者の日に墓地で大凧揚げイベントが行われる。

ほとんどの大凧には、左右対称の鮮やかな幾何学模様が描かれている。墓地で凧を揚げることによって、天にいる死者の霊と交信できる。あるいは、死者の霊が凧から糸を伝って家族のもとに戻ってくるのだとも言われている。

大凧の糸がプルルン、プルルンと振動する、その振動と音が死者の声と変わる。

お盆の15日に子どもたちと、海に祖先の霊を送りに行った。線香を焚き、お祈りをしての帰り、

「これから家への帰り道で、後ろを振り返るとだめだよ、死者の霊がついて戻ってくる」

私が、父や母から言われてきたように子どもたちに言い聞かせたことがあった。

その頃、小学低学年であった子どもたちが、海の様子をみたいのだが振り返りたいという好奇心を必死に抑え、速足で家路についた姿を想い出した。

死者の姿を見、声を聞く

サンティアゴ・アティトランでの経験と同じことが、日本でもよく起こった。私や妻の母親が他界した後、残された父親が、

「おばあちゃんが今日の朝現れた、話ができた」

と、喜ぶことがよくあったのだ。

外来でも同じ話をよく聞いた。亡くなったお父さんやお母さん、あるいは伴侶が戻ってきた、話ができた。ただそれだけだとよいのだが、仏壇の前に朝早くから座り独り言を言い始めると、気味が悪い、異常ではないか、認知症ではないかと心配して、外来に連れて来られることが多いのだ。

「誰かと話していたのですか」

と、本人に訊く。

するとと必ず、先立たれた夫や妻と話していましたと、顔をほころばせその様子を話してくれる。恐怖心はみられない。

「それだけでは異常ではないですよ。良いことです。本人さんも喜んでいるし話をさせてあげてください」

それが私の答えだった。

入眠時や朝に目が覚めかけた時に、亡くなった身近な人の姿を見、声を聞くことがある。夢の中だけでなく、さまざまな原因で意識レベルが低下した時に生じる現象だ。私たちが入眠時幻覚と呼ぶ状態に通じる。そして、これはお年寄りに限られることだけではない。ただお年寄り、特に認知症状がみられる人には起こりやすい。意識レベルの揺らぎが容易に生じるからだ。

あの世の人と、確かに夢や幻覚の中で交信できる。

そんな思いで書き進めたのがこの本である。妻が予想したとおり、私の40年間のメソアメリカの旅の記録を伝えるヴィジュアルな本とはならなかった。

謝辞

2018年11月、妻と最後にグアテマラ訪問して4年以上が経過した。その後、コロナ感染症の世界的な大流行が発生した。私もコロナ感染症による肺炎で苦しんだ。今回、体力に自信がなかったが、思い切って49回目のマヤの地を訪問する旅に出た。

グアテマラでは、サンティアゴ・アティトランのマヌエル・レアンダさんの家族や仲間たちの大歓迎を受けた。[口絵14] サンティアゴ・アティトランも、コロナ感染症の大流行で3年間以上困難な状況に追いやられていた。特に約3カ月間外出禁止令が出され、自給自足の生活をしていた大半の人たちは、その日の食べ物にも不自由する生活を強いられた。唯一、外出を黙認されていたのが、65名の伝統的なマヤの産婆さんたちだった。彼女たちが食料を配って歩いたという。そんな彼女たちの苦労話を聞くこともできた。私自身、何よりもマヌエルの奥さんの手料理にこころも身体も癒された。また、サンカルロス大学との共同研究時代のルベン・ゴンサレス氏たちも温かく迎えてくれた。

そして、1か月間の旅の終わりに、私のマヤ伝統医学の研究に大きな影響を与えたマリア・サビナが住んでいたワウトラ村を約40年ぶりに思い切って訪問した。車で片道10時間近くかかったが、サビナの曾孫のアンセルモ夫婦に会うことができた。［口絵2］呪医たちは幻覚キノコを用いた儀式や治療を続けている。幻覚キノコの成分の一つシロシビンの臨床試験が米国やヨーロッパで進み、現在の抗うつ剤ＳＳＲＩ以上に抗うつ効果があり副作用も少ないとの報告が続き、さらに今年に入り、オーストラリア政府が幻覚キノコをうつ病や自殺の予防に使用することを公式に認めた。

この時期に、本書をまとめることができたのは、『ひきこもり、自由に生きる』の出版に続いて、本書を出版する機会を与えていただいた遠見書房の山内俊介代表、そして、2年間以上にわたり細やかなアドバイスをいただいた駒形大介編集長との出会いがあったからこそと感謝している。

２０２３年７月

宮西照夫

第6章　あの世への入り口で

1．Lean, J.; Living with a Variable Sun. *Physics Today* 58 (6), 32–38, 2005. https://doi.org/10.1063/1.1996472（変動する太陽とともに生きる；上出洋介訳，パリティ，21(4)，2006）

2．Verschuren, D., Laird, K. & Cumming, B.; Rainfall and drought in equatorial east Africa during the past 1,100 years. *Nature*, 403, 410–414, 2000. https://doi.org/10.1038/35000179

3．Hodell, D. A., Brenner, M., Curtis, J. H., & Guilderson, T.; Solar forcing of drought frequency in the Maya lowlands. *Science*, 292, 1367–1370, 2001. https://doi.org/10.1126/science.1057759

4．（バアチェの儀式に関して）【初出】宮西照夫；マヤ人の精神世界への旅．大阪書籍，pp.115-121, 1985．に加筆した。

5．Blum, D. F.; *La selva Lacandona*. Editorial CVLTVRA, T. G., S. A., 1957.

6．宮西照夫；マヤの死の儀礼．大阪書籍，1986.

7．Torres, M. F.; Alucinogenos rituals de los mayas. edited by Teruo Miyanishi, *The Ancient Maya and Hallucinogens, Memoria de Primer Simposium Internacional de Medicina Maya*. Wakayama University, 1992.

8．Smith, M. E.; *The Aztecs*. Blackwell, 1996.

9．Orr, H. S.; Ballgame. *The Oxford Encyclopedia of Mesoamerican Cultures*. 1. Oxford University Press, pp.75-78, 2001.

10．Girard, R.; *La Misteriosa Cultura Olmeca*, 3a. Edicion. Guatemala, C. A., 1969.

11．Soustelle, J.; *The Olmecs*. Doubleday & Company, Garden City, New York, 1984.

第7章　古代マヤの祈りのかたち——宗教の起源をもとめて

1．（古代マヤ人の祈りのかたち，に関して）【初出】宮西照夫；風 エル・ヴィエント—内戦の傷跡を深く残すマヤ人の集落を訪ねて．クリエイツかもがわ，pp.243-255, 2005．に加筆した。

第5章　悪　　夢

1．宮西照夫；風 エル・ヴィエント―内戦の傷跡を深く残すマヤ人の集落を訪ねて．クリエイツかもがわ，2005.

2．（内戦被害者事例に関して）【初出】宮西照夫；ススト から PTSD へ―グアテマラ共和国における内戦被害者の精神保健調査報告書．和歌山大学，2005．以下に加筆した。

【事例①】フォセファ・チヴィリウ・ソルさん　pp.99-102

【事例②】イサベル・キエフ・チャベスさん　pp.114-116

【事例③】エレナ・アフチャン・ラツアンさん　pp.115-121

【事例④】エレナ・メンドサ・チヴィリウさん　pp.108-111

【事例⑤】アンドレア・メンドサ・チヴィリウさん　pp.102-105

3．GUATEMALA-Memory of Silence: Report of the Commission for Historical Clarification: Conclusions and Recommendations. *Die Friedens-Warte*, 74(4), 1999.

4．Bremner, J. D., Randall, P., Scott, T. M. et al; MRI-based measurement of hippocampal volume in patients with combat-related post-traumatic stress disorder. *Am J Psychiatry*, 152; 973-981, 1995.

5．宮西照夫；マヤ社会におけるトラウマを癒す伝統的システムの崩壊と PTSD．こころと文化，7(1)，2008.

6．金吉晴；外傷ストレス関連障害の病態と治療ガイドラインに関する研究．平成12 年度研究報告書.

7．岩井圭司；災害前準備の原則と防災計画 - 大規模都市災害後の PTSD 予防に向けて．外傷後ストレス障害 (PTSD) pp.121-130. 中山書店，2000

8．Laor, N., Wolmer, L., Wiener, Z., Sharon, O., Weizman, R., Toren, P., & Ron, S.; Image vividness as a psychophysiological regulator in posttraumatic stress disorder. *Journal of Clinical and Experimental Neuropsychology*, 21; 39-48, 1999.

9．Wolfe, J., Chrestman, K. R., Ouimette, P. C., Kaloupek, D., Harley, R. M., & Bucsela, M.; Trauma-related psychophysiological reactivity in women exposed to war-zone stress. *Journal of Clinical psychology*, 56; 1371-1379, 2000.

10．Cohen, H., Benjamin, J., Geva, A. B., Mater, M. A., Kaplan, Z., & Kotler, M.; Autonomic dysregulation in panic disorder and in post-traumatic stress disorder: application of power spectrum analysis of heart rate variability at rest and in response to recollection of trauma or panic attacks. *Psychiatry Research*, 96; 1-13, 2000.

11．江口重幸；PTSD の比較文化的側面．臨床精神医学［増刊号］，37-43, 2002.

12．宮西照夫；グアテマラ共和国における内戦被害者の PTSD に関する臨床，および生理学的研究．平成 14 ～ 16 年度科学研究補助金〔基盤研究（B）〕成果報告書，和歌山大学，7-101，2005.

2．宮西照夫；グアテマラ共和国における内戦被害者の PTSD に関する臨床，および生理学的研究．平成 14 ～ 16 年度科学研究補助金【基盤研究（B）（2）】研究成果報告書，2005.
3. Wolff, F. A. & Pennings, J. M.; Mushrooms and hallucinogens. *Handbook of Clinical Neurology*, 21(65), Intoxication of the Nervous System, Part II, 35-60, 1995.
4．（ハリー・ハーロウ隔離実験）Harlow, H. F. & Suomi, S. J.; Social Recovery by Isolation-Reared Monkeys. *Proceedings of the National Academy of Sciences of the United States of America*, 68; 1534-1538, 1971.
5. Chamove, A. S., Rosenblum, L. A. & Harlow, H. F.; Monkeys Raised Only with Peers: A Pilot Study. *Animal Behaviar*, 21(2), 1973.
6.（脳内ネットワーク機能の障害に関して）Fair, D. A. et al.; Atypical default network connectivity in youth with attention-defficity/hyperactive disorder. *Biol Psychiatry*, 68(12); 1084-91, 2010.
7．（前頭前皮質がオフラインとなり，扁桃体を中心としたボトムアップに関して）Amsten, A. F.; Catecholamine influences on prefrontal corticalfunction: relevance to treatment of attention deficit/hyperactivity disorder and related disorders. *Nat. Neurosci*, 18; 1376, 2015.
8．（幻覚剤の慢性中毒症状に関して）Davison, K.; *Drug-induced psychoses and their Relationship to Schizophrenia in Schizophrenia Today*. Pergamon Press Ltd, Oxford, pp.105-133, 1976.
9．Tucker, G. J. et al.; Chronic Hallucinogenic Drug Use and Thought Disturbance. *Arch Gen Pshychi*, Vol 27, 1972.
10．森田佳寛，西山等，郭哲次，宮西照夫，吉益文夫，イボンヌソンメルカンポ；メソアメリカにおける幻覚キノコ常用者の脳波，臨床脳波，39(11), 1997.
11．神川康子；睡眠時間の短縮に伴う脳幹賦活性の変動（1），臨床脳波，34; 727-732, 1992.
12．Bickford R. G., Brimm J, Berger L, & Aung M.; Application of compressed spectral array in clinical EEG. In: Kellaway P., Petersén I., eds. *Automation of Clinical Electroencephalography*. New York: Raven Press, pp.55-64, 1973.

第 4 章　マヤの地で見た夢

1．宮西照夫；風 エル・ヴィエント―内戦の傷跡を深く残すマヤ人の集落を訪ねて．クリエイツかもがわ，2005.
2．宮西照夫；一精神科医の異文化圏漂流記．文芸社，2019.
3．Orellana, S.; *The Tzutujil Maya*. The University Oklahoma Press, 1984.

文　献

第１章　マリア・サビナと旅に出る

1．「1．月明かりの下でマリア・サビナを語る――夏の夜の夢」は，【初出】宮西照夫；マヤ人の精神世界への旅．大阪書籍，pp.204-230, 1985．に加筆した。

2．宮西照夫, Hutterer, O., Solares, J., Caceres, E., Villatoro, E., Guzman, G., & Torres, M.（編著）；*Memoria de Primer Simposium Internacional de Medicina Maya.* Wakayama University, 1992.

第２章　統合失調症の治療――犠牲者と共に呪いと闘う呪医

1．O'Nell, C. W. et al; Sex difference in the incidence of Susto in two Zapotec pueblos. *Ethnology,* 7; 95-105, 1968.

2．宮西照夫，東雄司；メキシコ・インディオ集落における精神医学的調査，精神医学，23; 177-184，1981.

3．宮西照夫（編著）；*Un Estudio de la Esquizofrenia en Un Pueblo de los Mazatecos en Mexico, The Ancient Maya and Hallucinogens, Memoria de Primer Simposium Internacional de Medicina Maya.* Wakayama University, 1992.

4．宮西照夫（分担）；中米―呪医とメンタルヘルス・ケア．In：高畑直彦・三田俊夫編：臨床精神医学講座 第23巻 多文化間精神医学．中山書店，1998.

5．宮西照夫（分担）；文化結合症候群―幻覚発動植物を用いた治療儀礼により完治したススト症例．In：柏瀬宏隆編：精神科ケースライブラリー 第9巻 精神科領域の症候群．中山書店，1998.

6．「コンセプシオン・アルバラルドさんの症例」は，【初出】Miyanishi T.; La Tecnica Terapeutica Tradicional de los Curanderos en America Central. La Medicina Tradicional Maya. Edited by Teruo Miyanishi; *Monbusho International Research Program-TOMO 1.* Wakayama University, pp.43-44, 1995. および，宮西照夫；風 エル・ヴィエント―内戦の傷跡を深く残すマヤ人の集落を訪ねて．クリエイツかもがわ，pp.229-236, 2005．に加筆した。

第３章　子どもたちのキノコの集会

1．宮西照夫（編著）；A Study of Hallucinogenic Mushroom Abuse of the Child in a Village near Guatemala City, La Medicina Tradicional Maya. *Monbusho International Research Program-TOMO 2.* Wakayama University, 1998.